本书获山东省高等学校人文社会科学研究计划项目（项目编号 J13WD70）、山东中医药大学 2017 年度教学改革团队项目资助。

近代传教士中医译介活动及影响研究

范延妮　著

苏州大学出版社

图书在版编目（CIP）数据

近代传教士中医译介活动及影响研究/范延妮著
. —苏州：苏州大学出版社,2017.12
ISBN 978-7-5672-2327-1

Ⅰ.①近…　Ⅱ.①范…　Ⅲ.①中医学-文化传播-研究　Ⅳ.①R2

中国版本图书馆 CIP 数据核字（2017）第 310175 号

书　　名：近代传教士中医译介活动及影响研究
著　　者：范延妮
责任编辑：汤定军
策划编辑：汤定军
装帧设计：刘　俊
出版发行：苏州大学出版社（Soochow University Press）
社　　址：苏州市十梓街 1 号　邮编：215006
印　　刷：宜兴市盛世文化印刷有限公司
网　　址：www.sudapress.com
E - mail：tangdingjun@ suda.edu.cn
邮购热线：0512-67480030
销售热线：0512-65225020
开　　本：700mm×1000mm　1/16　印张：8.75　字数：150 千
版　　次：2017 年 12 月第 1 版
印　　次：2017 年 12 月第 1 次印刷
书　　号：ISBN 978-7-5672-2327-1
定　　价：38.00 元

凡购本社图书发现印装错误，请与本社联系调换。服务热线:0512-65225020

序　言

据统计,20 世纪初来华传教士 6600 人左右,其中医学传教士 300 人左右。这些传教士带着各自教会的使命而来,想通过在中国开展医疗活动达到传播西学、收集地理和物产信息、传播宗教等不同目的。对于中国传统医学,他们是陌生而好奇的,部分传教士视其为鬼神之说,加以轻视诋毁;部分传教士被中医药的疗效所吸引,开始了解中医药学内容甚至开展各种研究和临床实践活动,这期间介绍中医药学的文章和著作有近百种,其中以对中药和针灸的介绍为主。这些对中国传统医学的认识和理解以各种方式如书信、著作、日记、期刊文章等传播到西方,初步建立了西方人眼中的中医形象。他们传播的内容广泛,深度不一,既包括中医药学的理论部分如中医药学历史、文化、典籍等,又包括中医药学的诊疗手段如中药和针灸。中国传统医学在近代就是被这样一群来自异域的传教士介绍、翻译到西方的。

毋庸置疑,近代部分来华传教士扮演了帝国主义侵略中国帮凶的角色,这一点在顾长声教授所著《传教士与近代中国》一书中有详尽的叙述,特别是对传教士在近代中国军事、外交、政治、教育、慈善等领域中所开展的活动进行了有机的论述,极大丰富了中国近代史的内容。同时在该书重印附记中，顾长声教授也指出，传教士上述活动的客观效果与他们的主观愿望有时会背道而驰，使他们客观上发挥了沟通东西方文化的桥梁作用，对此应做进一步的研究，为全面认识传教士的历史作用提供依据。

历史研究的基础是证据，发现证据就是找出"有什么"，然后才能辨识和判断出"是什么"，最后才能回答出"为什么"，这是马伯英教授在《中国医学文化史》一书中所提出历史研究的三部曲：有什么–是什么–为什么。其中的第一部曲最为重要，因为这些初步的、琐屑的甚至是不合乎历史资料标准的东西往往是人类无意识深层结构中透露出来的文化意识和因由，对历史的重建发挥着决定性的作用。本书要回答的问题就是"有什么"，即将分散、零星的基础性史实进行梳理和挖掘，并在历史语境中进行还原，管窥其中的规律和启示，为更多学者研究传教士这一群体提供砖石瓦块，以达到抛砖引玉的目的。能力有限，不足之处，敬请读者批评指正。

范延妮

2017.12.9

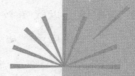

目　录

第一章 引 言

文化交流是推动人类社会前进的主要动力之一[1]。与其他文化不同,医学文化由于其战胜疾病、保护健康的特殊性质而具有更强的传播能力和动力[2]。中医药学是中国古代科学的瑰宝,也是世界医学的重要组成部分,为中华民族和世界人民的健康做出了不可磨灭的贡献。中医药学对外传播的历史悠久,最早可追溯至秦朝时期的徐福,他曾经东渡日本,被认为是"医人把中国医术带入日本之始"[3]。徐福因此成为中国和亚洲国家医学交流的重要使者。

中国和欧洲的医学交流最早可追溯至 11 世纪伊斯兰世界的阿维森纳(Avicenna,980—1037),其著作《医典》记载了中国医学的脉学、中药等方面的知识。12 世纪《医典》被译为拉丁文,被欧洲医学界奉为经典,直至 17 世纪仍在欧洲的大学中作为教材使用,中国的医药学知识也就随着《医典》传至欧洲。徐福和阿维森纳均扮演了中外医学交流媒介的角色。由此可见,医学文化传播的主要媒介是来往于不同国家和地区的人,正是这种人与人之间的交流和沟通才使得医学信息的交换成为可能。古往今来,发挥医学交流媒介作用的群体多种多样,有官方派出的医官使节,有活跃于民间的方士和商人,也有怀揣宗教信仰的医学传教士等,其中对医学传教士群体的研究持续成为学术界的热点[4]。

传教士来华的使命是传播宗教,同时他们也是西方科学文化的载体,这决定了他们热衷于"以学辅教"活动,即借用包括西医在内的西学的力量来推进宗教信仰在华的传播。他们为了传播宗教而借用医学的力量在中国行医布道,成为西方医学进入中国的主要媒介,让习惯于中医的民众接触到完全不同的西医学知识和西医诊疗方法,客观上促进了中国医学的多元化发展。与此相关的研究与著作自 20 世纪 20 年代就陆续出现[5][6],自 20 世纪 80 年代以来呈上升趋势,主要集中在其传播西医学知识、开办西式医院和医学学校等方面,并呈现出跨学科的研究趋势。这些研究多聚焦于传教士向中国输入西医学知识,即西医东渐的过程,而对于传教士向西方传播中国传统医学知识的研究较为鲜见。

文化的交流是双向的,传教士在把西医学知识带到中国的同时,也逐渐加深了对中国传统医学的理解,对待中医学的态度从初始的否定、质疑到后来的同情、理解,更有部分传教士开始研究并向西方译介中医药学知识,为西方认识和了解中国传统医学打开了一扇窗口。在开展中医译介活动的过程中,传教士所怀目的各不相同,所做的译介工作各有重点,所产生的影响涉及海内外,这些都成为本书关注的内容。

1.1 相关概念界定

“近代”概念的界定

近代的含义,在时间上是指 1840 年至 1949 年中华人民共和国成立之前的这一历史时期[7]。在这百余年时间里,中国社会经历了多次剧烈变动,内忧外患不断,人民饱受战乱之苦。

1840 年爆发的鸦片战争是中国由封建社会沦为半殖民地、半封建社会的转折点。之后各帝国主义国家先后胁迫清政府签订了一系列不平等条约,在中国大肆进行经济掠夺和政治欺压,激起中国人民英勇顽强的反抗斗争,其中规模较大的要数太平天国农民革命和义和团运动,虽然这两次革命在中外反动势力的镇压下最后以失败告终,却极大地削弱了清王朝的统治、震慑了帝国主义列强的侵略行为。

19世纪下半叶,在国势日渐衰微的情况下,晚清统治阶级中的部分开明官僚和士绅仿效西方资本主义国家,相继开展了"洋务运动"和"维新运动",但这些努力并没有使清政府摆脱帝国主义列强的统治与压迫。进入20世纪,中国出现了资产阶级民主革命,在1911年爆发了辛亥革命,建立了中华民国南京临时政府,结束了两千多年的封建统治。之后中国又经历了军阀混战、"五四"运动、国共合作等,这些历史事件正是中国人民不断探索自强道路、寻求民主和平精神的真实写照。20世纪30年代初至40年代末,经过艰苦卓绝的英勇奋争,中国人民取得了抗日战争和解放战争的最后胜利,终于在1949年建立了中华人民共和国,在历史长河中也从近代社会阶段进入现代社会阶段。

18世纪末至19世纪初,西方在经历了工业革命、启蒙运动后,在军事、政治、科技等方面迅速超过中国,而此时的中国由于政治封闭、经济落后、思想僵化等原因已明显落后于世界文明的发展脚步,特别是鸦片战争后,社会的剧烈变化和西方文化的广泛传播猛烈冲击着封建思想体系,形成了新旧并存、中西混杂的态势,出现了"新旧学之争"和"中西学之争",渗透在哲学、史学、文学等社会科学以及物理、化学、医学等自然科学领域,反映了近代中国社会复杂而多变的发展局面。中国近代医学的发展和中西医文化交流就是在此特殊历史背景下展开的,与西方国家的殖民侵略、来华传教士的宗教传播活动以及国内的政治与社会变革紧密相关。

"传教士"概念的界定

传教士是指坚定地信仰宗教并且远行向不信仰宗教的人们传播宗教的修道者[8]。传教士来华的目的是改变中国人的"异教"信仰,以及与信仰相关联的道德标准、价值观念、风俗习惯等,即整个生活方式。他们坚信,只有用基督宗教彻底改造中国的文化和社会才能完成其传教使命。作为一种外来宗教,基督教的传入与佛教、伊斯兰教不同,主要不是靠边界居民流动渐次传播,而是由传教士直接传来的[9]。基督教包括天主教、东正教和新教(又称耶稣教或基督教),近代来华的传教士分属于不同的教会,来自不同的国家和地区,本书对此不做细致区分,重点放在传教士所开展的中医研究和译介活动上。

据统计,鸦片战争以后至 1900 年,在中国的传教士医生有 195 名,到 1913 年达到 450 人,到 1925 年这个数目达到 600 人[10]。对在华传教士的研究在西方汉学界占有重要一席。在西方学者看来,这是探讨中西两种文化的复杂碰撞过程和展示东西两个完全不同价值系统、不同信仰的文化曲折发展过程的必涉之地。在国内,由于多种原因,很长一段时间内较少出现专门性研究。自 20世纪 80 年代以来,这块领域才得到关注,继而成为研究热点。

传教士来到中国的主要目的是传教,除此以外,很多传教士还试图输入现代科技知识和西方人文社科知识,即广义的西学,来改造中国,这不仅是因为西学与基督教相互关联,更重要的是传教士企图借用西学的巨大力量来推进基督教信仰的传播。在近代西学传入的过程中,医学始终处于重要的领先地位。19 世纪初,部分传教士开始在中国开办诊所和医院,引起中国医界人士关注,特别是牛痘法在华的迅速传播,加速了西方医学在中国的传播和发展。鸦片战争后,中国战乱不断,人民饱受疫病疾苦折磨,急需接受迅速、有效的诊疗,而此时西医在外科、眼科等临床手术上见效快、痛苦少的特点很有吸引力,加之传教士开办西医院、建立诊所、翻译医书等新的传播手段,使中国民众对西医的逆反心理逐渐减弱,慢慢接受了西医在治疗疾病中所扮演的角色。由此形成了近代西医学在中国传播的一个特殊现象:不仅西医医院、医学学校大多是教会和传教士所设,当时译著的西医医书也多出自传教士之手[11]。

在传播西医学知识之余,久居中国的传教士也被中医的神奇疗效所吸引,部分传教士热心于研究和译介中医。一方面,他们希望通过向西方介绍中国传统医学,帮助西方社会了解中国,取得西方支持,从而推动他们在华的传教事业;另一方面,他们希望通过对中医药文化的研究发现中西医学的相似性,以此说明东西方医学文化的同根同源,在中国历史上寻找空间安置上帝。传教士对中医的译介研究散见于他们的来华游记、见闻录、自传和书信中,也有一些专业素养较高的传教士开展了专门研究,如翻译中医经典著作、实地考察中药、分析中药成分等。鸦片战争后到1949年期间,来华传教士、医生等人员较之前有所增加,其中对中医药感兴趣的人士开展了翻译和介绍中医学活动,所撰写的专著和文章约有近百种,成为西方了解中医药学的主要途径。值得指出的是,近代西方的大多数医生、学者、研究人员等都归属于某个教会,受到不同教会的指派来华传教行医,他们的身份往往是多重的:一方面是宗教的传播者,另一方面又是某一学科领域的研究人员或某一岗位的专职工作人员。他们在其著作或文字中论及的有关中医学的内容均成为本书的研究对象。

概括而言,传教士来华的动机虽然复杂,但在客观实践中他们传入了西方的科学技术,同时又将中国的科学技术介绍到西方,在中国和欧美西方国家处于相互隔绝的情况下,发挥了媒介的作用,在促进中西方文化交流和沟通方面产生了较大影响。

"中医译介"概念的界定

本书所使用的"译介"为翻译和介绍的简称,包括翻译中医经典著作和介绍中医学相关知识,二者都是中医对外传播的主要方式。中医药学是中国特有的传统医学,与西医药学在理论基础、思维方式等方面有明显的差异。中西医学属于完全不同的医学体系,使用不同的医学语言。因此,中医的对外传播首先要克服语言障碍,需要有通晓中外语言的群体将中医药知识翻译和介绍到西方。在近代中国,直到 20 世纪初期才有出国留洋的人才陆续归国,因此中国本土通晓医学和外语的人才虽然有一些,如近代的王吉民先生,但较为匮乏。而来华的医学传教士为了行医传教的顺利进行,往往投身于汉语的研究和学习,具备了翻译和介绍中医药知识的条件。另外,有些医学传教士亲眼看见了中医在临床上的疗效,产生了研究兴趣,有些传教士甚至在行医过程中尝试使用中药为病人治病。

在中医的对外传播过程中,中医经典著作和书籍的翻译是一种重要形式。中医经典著作如《黄帝内经》《本草纲目》等构成了中医药学的理论基础,自古至今对中医临床诊疗、教学传承等发挥了重要指导作用,具有极高的研究价值。但多数中医著作和书籍系古代汉语写就,文字深奥,寓意深邃,理解起来有一定难度,翻译成另外一门语言难度就更大了。即便如此,要使其能为西方所理解和接受,必须通过翻译这种语言转换手段,为中医走向世界架起一座桥梁。李照国[12]曾指出,从 17 世纪到 20 世纪初,中医对外传播和翻译活动主要由来华的西方传教士和医学家所承担,真正意义上的中医翻译工作约始于鸦片战争以后。近代传教士参与的中医著作翻译活动在近代中医药对外传播过程中发挥了重要作用,他们译就的著作有助于当时的西方了解中医的理论基础和诊疗特色。

除了翻译中医典籍,在著作、文章、书信、自传等文献中介绍中医药理论和临床疗效也是当时传教士传播中医的一种方式。传教士根据在中国长期工作和生活的观察,不断与西方进行信件交流,介绍中国国情和社会情况,并编撰、出版了很多著作和调查报告,成为当时欧美国家了解中国的主要途径。医学传教士在编撰有关西医学著作、个人自传、刊物、社会调查报告等过程中,或多或少会涉及中医药的内容,这些内容虽然零散浅显,却成为一幅幅生动直观的图画,在西方人的脑海里描绘出中国传统医学的初步印象和轮廓。译介活动作为跨语言、跨文化交际的媒介,成为来华传教士行医传教和文化交流的重要手段,对东西方的社会、思想、文化产生了深远影响[13]。

中医译介在本书中不仅指将中医译介到英美等以英语为母语的国家,而且包括以法语、德语等语言为母语的国家,来自不同国家的传教士使用不同的语言翻译和介绍中医到西方,一些优秀的著作如对《本草纲目》和《救荒本草》的译介还被译成多种语言在欧美连续出版发行,广为流传,影响深远。本研究中涉及的传教士来自不同的国家和不同的教会,他们所使用的翻译语言各不相同,在本书中非探讨重点,不做深入分类。

1.2　研究内容

以近代中国社会为时代背景,以近代来华传教士所开展的中医译介活动为研究对象,广泛收集国内外相关文献资料,并对其进行深入挖掘和整理,将近代传教士开展的中医译介活动细分为八类。在此基础上,分析这些译介活动的原因、特征、促进和阻碍因素,探讨传教士在中西医文化交流和译介中发挥的作用,以及这些译介活动对西方社会、中医西传所产生的影响,以期对当今的中医对外交流与传播有所启示。按照近代传教士译介的中医内容分类论述,包括对中医学的综合译介活动、对针灸学、中药本草学、法医学、解剖学、中医养生术及中医医学史的译介活动。在每一部分里面,按照传教士所属的不同国家进行论述,在同一个国家里,按照时间先后对译介内容进行描述。这样的论述顺序有利于发现和归纳传教士译介中医过程中的翻译选材特点、不同国家的参与程度、不同时间段的译介重点,从而形成近代传教士的中医译介活动发展变化的脉络。在此基础上,论述力求点面结合、以点带面,既有全景式的概括总结,也有个案式的重点描述,对在近代中医译介中做出突出贡献的传教士个体详加论述，展示其在中医译介的方法和内容上的特点，使人们对这一历史现象有更加深入、具体的了解和认知。

在结构上，本书共包括八个部分。第一部分是引言，阐述了研究目的和研究内容，并对书中相关概念进行界定；第二部分是文献综述，分别讨论梳理了国内外对近代传教士的研究、对近代传教士与中西医文化交流的研究、对近代传教士与中医译介活动的研究；第三部分简要回顾了近代以前传教士开展的中医译介活动；第四部分从八个方面论述了近代传教士开展的中医译介活动；第五部分分析了近代传教士开展中医译介活动的原因和特征；第六部分讨论了传教士中医译介活动的促进和阻碍因素；第七部分探讨了近代传教士中医译介活动产生的影响及对当今中医对外传播的启示；第八部分对全书内容进行了总结。

本研究所参考的资料来源于中外各类文献著作、期刊论文、学术论文、传教士传记等。涉及的门类包括中国近代史、中国医学史、中外医学交流史、中国翻译史等，还包括关于传教士与中国科学、传教士与东学西传、传教士与中医传播的相关资料等。

研究发现，近代传教士中医译介活动的原因包括传教士考察、探索中医药资源，促进在华传教工作，弥补在华行医西药的不足以及折服于中医的神奇疗效等几个方面。近代传教士中医译介活动的特征体现在两个方面：一是对中医学的内容介绍多于翻译，二是借助了中国医生和学者的帮助。促进传教士开展中医译介活动的因素主要是传教士群体专业素养的提高，阻碍因素是中医译介与传播宗教之间的矛盾以及中外语言文化的差异。

传教士中医译介活动产生的积极影响表现在对中医西传、对西方医学的发展、对西方汉学研究、对近代翻译研究的促进作用，消极影响表现在部分传教士对中医的"误读"使得中医在西方被片面理解甚至曲解。

近代传教士的中医译介活动首先对中医西传产生了深远影

响。在中国历史上来华的外国人中,传教士可算是顽强型的社会群体。他们凭借内心的信仰和顽强的精神,不仅将宗教信仰带到中国,还在中西方文化交流过程中发挥了重要作用。梳理传教士的中医译介活动,可以发现这种活动对中医西传的影响是双重的:一方面,传教士在中西文化几乎处于隔绝的情况下搭建了桥梁,将中医药知识和文化翻译介绍到西方,在西方医学界的视野中增加了新内容;另一方面,传教士自身保守的宗教观念和功利目标影响了他们对中医的译介活动内容和方式的选择,使其活动具有一定的历史局限性。

尽管有时存在种种偏见和误读,传教士的中医译介活动对西方近代科学和医学的发展还是产生了一定的积极影响。马伯英指出,中国的博物学知识,特别是李时珍的《本草纲目》,直接支持了达尔文进化论的诞生,而这得益于"传教士将中国古书内容辑录传播到欧洲"。

近代传教士的中医译介活动对西方汉学研究产生了一定影响,拓展了汉学研究的内容和视野。中医文化作为中国传统文化的重要组成部分,是西方汉学研究的重要内容之一,传教士的中医译介工作自然也成为近代西方汉学研究的构成部分。植根于中国传统文化和中国古典哲学的中医学被译介到西方后,引起了西方对中国的研究兴趣,催生了新一轮的"中国热"。包含中医文化的近代汉学在西方的兴起表明中西文化交流既是人们思想相互嬗变的过程,也是一个相互取舍和吸收的过程。

研究近代传教士的中医译介活动可以丰富近代翻译学的研究内容。东西方之间的语言文化差异是影响西方人正确理解中医文化的主要障碍,翻译理论的研究目的就是要尽量减少这种语言文化差异带来的影响。近代传教士出版的译介中医的著述无疑成为近代翻译研究的重要素材。曾尔奇曾指出,近代我国翻译领域中存在着"引进"和"输出"的严重逆差,翻译作品中"外译中"的占绝对优势,而"中译外"仅寥寥数笔。在此背景下,传教士开展的"中译外"即中医译介活动就显得尤为可贵,对其进行梳理和研究必将充实和丰富近代翻译研究的内容和视角。

近代传教士的中医译介活动也产生了一些消极影响。由于中西医在医疗观念和思维方式上存在着众多差异,传教士们有时并不能真正理解中医的治疗原则和理论基础,加之传教士的文化背景、生活背景、自身科学素养不同,在译介中医的过程中存在一些"误读",对中医文化的对外交流产生了消极影响。在和中医的接触过程中,部分来华传教士认为中国传统医学在诊断、治疗等方面缺乏系统性,对疾病没有病理上的解释,只是传承古人的经验,甚至在治病过程中保留了很多迷信观点。他们也发现中医从业人员鱼龙混杂的现象较多,缺乏严格的考核认证,庸医误病较为常见。传教士对中医的外科、针灸、中药等方面均有不同程度的负面译介,在西方产生了消极影响。

研究该历史活动对当代中医对外传播也有所启示。首先,中医对外传播应从被动输出转变为主动输出。进入 21 世纪以来,加强中医药文化对外传播与交流已经成为国家层面的战略发展任务,来自中医学、外语、跨文化传播等领域的学者一直在不断探索中医对外传播的有效途径和方法,但结果却并不尽如人意。近代以来,包括中医药在内的中国科学技术和传统文化经由传教士之手传到欧洲,产生广泛影响,并不是中国有意而为,而是西方国家主动引进、积极输入的结果。由此可见,西方社会内部有一股主动探寻、吸收外来文明的强大动力,而这种动力正是当时中国社会所缺乏的。

其次,在分析西方需求的基础上选择输出内容。社会对异文化的接受具有一定选择性,并不是简单的拿来主义。对于自身文化欠缺的东西,其需求度和持久度就会保持高水平的状态。西方在引进东方知识和文化时也会有一定的选择性,只会取其所需,弃其所余。鉴于此,开展中医西传时应针对西方医学的弱点,如西医较难治愈的慢性疾病、疼痛类疾病等,突出中国医学的优势,如人文关照、副作用低等，使交流双方都得到益处。

最后，提高中医自信心是促进中医对外传播的基石。回顾20世纪上半叶一些试图废除中医的企图，不难发现他们在面对西医科学的洪流时，轻易放弃了在中国历史长河中坚守了几千年的中国医学，他们以西方医学的所谓"科学性"准则来评价中医存在的合理性，全面否定了中医的理论价值和临床疗效。进入21世纪，废除中医之声又起，说明中国部分学者对本国传统医学的存世价值和疗效仍信心不足，如何加强这种对中医的自信心和诠释力，是一个迫切需要深入研究的课题。

对传教士群体的研究离不开历史史实的支撑和客观的审视视角。一方面，他们把西方的先进科学成就介绍到中国，同时把包括中国医学在内的中国优秀科学文化传播到西方，使中国科学文明参与并影响了西方社会的发展和科学的进步；另一方面，传教士自身或浓或淡的宗教色彩影响了他们对东西方科学知识的把握和传播效果，具有一定的局限性。

1.3 研 究 方 法

本研究首先采用文献学方法搜集近代来华传教士开展中医译介活动的相关文献资料，内容涉及近代的中国社会历史背景、传教士的概况、传教士开展的中医译介活动及其动因和影响因素、该活动的特征和产生的影响等。对所搜集到的资料进行分类整理、归纳总结，梳理出传教士中医译介活动的主要构成部分，包括对中医学的综合译介、对针灸学的译介、对中药本草学的译介、对中医法医学的译介等。在此类别下，再按照不同国别的顺序进行讨论，点面结合，以期勾勒出近代传教士中医译介活动的全景图。本研究在充分利用本校和山东省图书馆丰富的藏书和电子数据库的基础上，参考了《中国医学通史》《中外医学交流史》《传教士与中国科

学》《传教士与中西文化交流》等著作和其他多种期刊论文和学位
论文,还通过各种途径获得了近代传教士翻译的中医著作的原本,
如伊博恩于 1946 年译介出版的英文版《救荒本草》等;近代历史时
期国内外出版的早期文献资料,包括多位来华传教士的自传体著
作,如传教士胡美 1949 年撰写出版的回忆录《道一风同》、丁韪良
于 1896 年撰写出版的自传《花甲记忆》等;在华基督教组织于
1922 年编写出版的调查报告类著作《中国基督教调查资料》(又名
《中华归主》);传教士伟烈亚力于 1867 年撰写出版的《基督教新
教传教士在华名录》;中国社会科学院历史研究所于 1985 年编译
出版的美国学者费正清的《剑桥中国晚清史(1800—1911)》;国内
学者王吉民、伍连德于 1932 年出版的英文著作《中国医史》;王吉
民、傅维康于 1963 年编著出版的《中国医学外文著述书目(1656—
1962)》;医史学家陈邦贤于 1920 年撰写出版的《中国医学史》等。
此外,通过图书馆馆际文献查询和传递功能,获得了国外期刊上关
于医学传教士的大量英文文章,这些由传教士和国内外学者出版
发行的早期著作和文章为本研究提供了珍贵的原始资料和素材。

　　本研究采用的另一研究方法是描述性的方法,对传教士的中
医译介活动进行描述和展示,探索影响其译介活动的各种因素及
这种译介活动对西方所产生的影响。描述性研究方法包括共时性
描述和历时性描述。共时性描述针对某一历史阶段所发生的译介
活动,如探讨 20 世纪初的译介活动呈现出的特征和规律;而历时
性描述从不同历史时期的译介活动中发现其变化和发展的规律,
如近代以前的中医译介活动以针灸学内容居多,而近代以后以本
草学内容居多。

第二章　文献研究

2.1　近代传教士的相关研究

国内对传教士进行专门学术研究始于 20 世纪 80 年代,相关著作首推 20 世纪 80 年代顾长声的两本著作《传教士与近代中国》(1981)、《从马礼逊到司徒雷登》(1985)。这两本著作对近代传教士在中国从事的军事、政治、文化、教育、慈善等活动进行了论述,重点突出了传教士利用宗教侵华的本质,对传教士在沟通东西方文化方面所起的桥梁作用阐述较少。进入 90 年代,顾卫民的《基督教与近代中国社会》(1994)、熊月之的《西学东渐与晚清社会》(1994)、王立新的《美国传教士与晚清中国现代化》(1997)等著作从不同角度对传教士在华活动及其对中国近代社会的影响进行了著述,分析了传教士学术传教的本质及其客观积极作用。

21 世纪以来,研究传教士的著作明显增多,如邹振环的《西方传教士与晚清西史东渐》(2007)以西方史学译著在中国传播的历史资料为基础,分析了这种传播对晚清史学发展产生的影响;尚智丛的《传教士与西学东渐》(2012)主要介绍了 1900 年之前传教士在西学东渐中的历史活动,内容较为通俗易懂。其他著作如陈怀宇的《近代传教士论中国宗教》(2012)、赵晓兰和吴潮的《传教士中文报刊史》(2011)、周燕的《传教士与中外文化交流》(2012)、胡瑞琴的《晚清传教士与儒家经典研究》(2011)、宋莉华的《传教士汉文小说研究》(2010)分别从不同侧面对来华传教士的文史活动进行了研究,而关于近代来华传教士在中医学领域活动的研究著作并不多见。

关于近代传教士的相关学位论文有对传教士个体在华活动的研究,如德贞、翟理斯等[14][15];对女传教士在华布道、教育、医疗等活动的研究[16];对传教士创办的期刊及相关出版业的研究等[17],这些研究重点考察了传教士在西方科技东传和汉学研究方面所做的努力和产生的影响,充实了关于近代传教士的研究内容,拓宽了研究视野。

研究近代传教士的学术期刊论文近年来呈现上升趋势,主要包括传教士与中西文化交流的研究[18][19];传教士西学译介活动研究[20];传教士在中国创办报刊活动研究[21];传教士个体研究[22]等。这些研究或关注在华传教士的生平经历,或关注传教士在华的文化教育活动,涉及近代传教士中医译介活动的研究比较少见。

国外研究传教士在华活动的学者不乏其人,其中成就最高的应为耶鲁大学教授赖德烈(Kenneth S. Latourette,1884—1968)。1929年他出版了《基督教在华传教史》,是论述传教士在华活动史的重要著作;1944年他出版的《基督教扩张史》和1961年出版的《革命时期的基督教》把传教士在华活动的历史延伸到了20世纪50年代。费正清(John King Fairbank,1907—1991)作为美国著名汉学家和历史学家,在1955年于哈佛大学成立了东亚研究中心,该中心出版的论文集中有不少是研究传教士在华活动的论文,如刘广京1966年出版的《美国传教士在中国》、费正清1974年出版的《在华传教士事业与美国》等。

2.2 传教士与近代中西医学交流的相关研究

国内对传教士与中西医学交流的研究主要见于一些史学著作，尤以研究传教士与西医传入的为多。早在 20 世纪 20 年代陈邦贤编著的《中国医学史》（1920）就在"近世的医学"篇章中对西洋医学的输入和西洋医学译本进行了论述，其中提到了伯驾、嘉约翰等来华从事医疗活动的传教士，应为较早记载传教士传播西医知识的文献资料。王吉民、伍连德编著的《中国医史》（*History of Chinese Medicine*）（2009）是第一部中国人用英文编著的医学史著作，书中介绍了近代西医传入中国的历史过程，包括大量关于医学传教和教会医院的珍贵资料，填补了中国学者对外介绍中国医学史的空白。邓铁涛、程之范编著的《中国医学通史（近代卷）》（1999）在"西药篇"记载了传教士开设教会医院和教会医学校的内容，侧重于对教会医药事业的宏观概览，对教会医学在中国的发展和演变做了梳理。廖育群等编著的《中国科学技术史：医学卷》（1998）述及晚清西医的传入和传教士开展的医疗活动，叙述内容比较简要。邓铁涛、刘小斌主编的《中医近代史》（1999）记述了从 1840 年至 1949 年期间中医学发展的历史，特别是中西医从碰撞、论争走向融合的历史，在"西方医学的传入及影响"章节中论及传教士医师来华开办西医院和编译西医著作的内容，主要是作为近代中医发展的社会背景来进行描述的，着墨较轻。

对传教士参与中医对外传播活动进行研究的主要有马伯英和李经纬两位学者。马伯英的著作《中国医学文化史》（2010）采用人类学研究方法，将中外历史上医学文化交流的事实挖掘出来，并论述了医学跨文化交流的规律和影响。在该书下卷第四编"中西医汇通、论争和中医西传"中提到了传教士参与中医对外交流的内容，选取了较典型的医学传教士个例进行论述，为本研究提供了有益参考。李经纬编著的《中外医学交流史》(1998)按照时间顺序，论述了从秦汉时期到近现代时期的中外医药交流情况，在"近代中外医药学交流"章节中简要叙述了近代中医学外传欧美的情况，惜因篇幅所限未展开详细论述。

对近代传教士与中西医交流进行研究的相关学位论文集中在几个方面：关于传教士在中国某个省份开展医学传播与诊疗活动的研究[23]；关于明清时期传教士作为中西医交流媒介的研究[24]；关于传教士对待中国传统医学态度与观念的研究[25]；关于传教医生个体及其与中国早期现代化的研究[26]。

研究近代传教士与中西医交流的学术期刊论文包括：关于传教士中医观变迁及对中医的评介研究[27][28]；医疗传教士与地方社会的研究[29]；传教士与卫生观念变革研究[30]；传教士西医译著活动与翻译名词统一研究[31]；传教士医学传教的地域性研究[32]；传教士与医学教育的发展研究[33]；传教士医学团体研究[34]。可以看出，近年来人们对传教士问题的关注仍在持续，针对近代传教士与中西医交流的研究呈现出多样化的趋势，人们开始从不同视角、不同学科出发对该命题进行研究，为了解传教士群体与中西医交流提供了更广泛的视野。然而，针对近代来华传教士中医译介活动的系统研究仍较缺乏，进一步研究的空间仍然很大。

除了上述相关著作、学位论文、期刊论文之外，国内还相继成立了不少研究机构，如北京中医药大学成立的中医对外传播研究所、山东中医药大学成立的中医药文化研究中心、云南中医学院成立的中医西传研究所等，都对传教士与中西医交流的相关内容做了介绍和研究，并辅以多媒体和网络手段对研究成果进行展示，使这方面的研究更加形象立体、更具推广度。

国外学者编著的关于中国的史学著作亦对近代来华传教士有所记述，如德国文士麦编著的《世界医学五千年史》(马伯英等译，1985)、英国李约瑟编著的《中国科学技术史》(汉译本，1975)、美国汉学家费正清编著的《剑桥中国晚清史》(汉译本，1985)等都记录了传教士参与中西医交流的相关历史资料。

此外,国外的许多学术期刊(如 *The British Medical Journal*、*Science*、*Bulletin of the History of Medicine*)均刊登过关于来华医学传教士的文章,时间早的甚至可追溯至 19 世纪末期。这些文章有的是关于近代来华传教士从事医学活动的个案研究,有的是关于传教士们成立的医学团体、协会研究,有的是关于传教事业与医疗活动之间矛盾的研究,这些为本研究都提供了有益参考。

在华传教士也自发地对中国国情展开一些调查,其中包含中西医交流的内容。如早在 20 世纪初,来华传教士成立的组织"中华续行委办会"就对中国基督教传播的现状和中国国情开展了调查研究,并于 1922 年出版了《中华归主》(*The Christian Occupation of China*)一书,所调查的年限是 1901 年至 1920 年,客观上保留了许多珍贵的史料,其中包括当时传教士在中国从事的中西医交流的资料,具有重要的学术价值。该书在 1987 年被翻译成汉文版,由中国社会科学出版社出版发行。

2.3 近代传教士与中医译介活动的相关研究

文献研究显示,针对传教士开展的中医译介活动的专门研究目前尚未得见,仅在一些著述和论文中有所涉及,这些著述主要包括以下几类:对中医古籍英译历史的研究[35],从史学的角度梳理了自 18 世纪中叶至今的中医古籍英译情况,其中包括一些传教士对中医经典著作如《医林改错》《本草纲目》《救荒本草》《黄帝内经》《伤寒论》的翻译情况;对某一个传教士如德贞的研究[36],除了对其生平和行医传道活动进行论述外,还介绍了其译介中医著作的情况;对传教士与中国科学西传的研究[37][38],研究重点为 17、18 世纪中国科学技术在欧洲的传播,包括部分中药学、中医脉学、针刺学和法医学内容的西传,对于近代中医译介的研究并不多见。

在一些学者编写的书目类和名录类著作中也可见传教士译介中医的记载。17世纪中叶至20世纪中叶，国内外先后出版了不少关于中国医药学的外文著述或译本，但因散见于国内外图书目录或期刊中，往往不易寻找，因此王吉民和付维康在1963年出版了其合著的《中国医学外文著述书目（1656—1962）》[39]，该书收集了从1656年到1962年三百多年间有关中国医学的外文译著，包括我国医学发展概况、中医传到国外的历史和在国外应用的情形，根据内容分类编排，列出的书名按照出版先后排序，书名之后附以中文译名或简略提要，书目之后附作者索引，对于研究中国医学史和中医译介活动有很大参考作用。

英国著名汉学家、传教士伟烈亚力（Alexander Wylie，1815—1887）于1867年在上海出版了《基督教新教传教士在华名录》[40]，该书收录了基督教新教早期分别由多个传教团体派遣到中国传教的338名传教士，特别是对传教士在华期间出版的中外文书籍做了全面的整理，列出了书目清单，包括传教士介绍中国历史文化、风土人情、商贸、科技等方面的情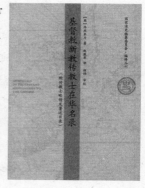况，是研究包括中医译介在内的东学西传的珍贵史料。该书的汉译本在2013年7月由天津人民出版社出版发行。

从以上文献综述可以看出，学界对近代传教士开展的中西文化交流活动保持了较高的关注度，特别是对西方科学和西方医学的传入活动研究较为深入，而对于他们开展的中国科学西传和中医对外译介活动着墨较轻。正如陶飞亚[41]指出的那样，带有"中学西渐"意义的研究与"西医东渐"的研究极不对称。事实上，中国只是在近代科学方面才落后于西方，在16世纪以前中国科学反比欧洲先进，不仅有光辉灿烂的古代文化，还有许多领先世界的发明创造，尤其是中国的传统医学一直是世界科学文明的重要组成部分，并没有随着近代西方列强的入侵而失去光芒。

　　来华传教士久居中国，汉语水平较高，在熟悉中医经典著作和临床疗效之后，译介了大量有关中医的著作，成为西方汉学和东学西渐的内容之一。对这一历史现象进行研究，不仅有助于描绘出近代中西医文化交流的全景格局，发现近代中医译介活动的规律、特点及影响因素，全面认识近代传教士在中国历史和中外文化交流中发挥的作用，还将对当代中医对外译介的选材、内容、方法等有所启示，对今天的中医药文化对外传播提供有益借鉴。

第三章 近代以前传教士的中医译介活动

在研究近代中医药学对外译介活动之前,有必要对近代以前相关的活动做一回顾。较早向西方介绍中国医学的传教士为明代来华的意大利传教士利玛窦(Matteo Ricci, 1552—1610)。他在《利玛窦中国札记》(1615)中这样介绍中国医学:"中国医疗技术的方法与我们所习惯的大为不同。他们按脉的方法和我们一样,治病也相当成功。一般说来,他们用的药物非常简单,如草药或根茎等诸如此类的东西。事实上,中国的全部医术就都包含在我们自己使用草药所遵循的规则里面。这里没有教授医学的公立学校。每个想要学医的人都由一个精通此道的人来传授。在两京(南

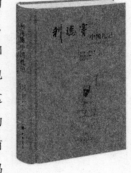

京和北京)都可通过考试取得医学学位。"利玛窦介绍的内容虽然浅显,但已经涉及中医脉学、中药及医学教育等方面的内容,可视为来华传教士向西方介绍中医药知识的先驱。

西方对中医的系统介绍应从 17 世纪中叶开始[42],来华传教士和荷兰东印度公司医生在此期间发挥了重要作用。他们对中国的植物学、脉学、针灸术、法医学等方面的内容给予了不同的关注。

在 17 世纪来华传教士出版的著作中,有关中国植物的描述和记载数量较多,提到的植物有大黄、茶、荔枝、人参等。1656 年,波兰传教士卜弥格(Michel-Pierre Boym, 1612—1659)出版了《中国植物志》一书,讨论了中国植物和动物,是目前所知的西方介绍我国本草学的最早文献[43]。意大利传教士卫匡国(Martinus Martini,

1614—1661）所著《中国新图》和法国传教士李明（Louis Le Comte，1655—1729）所著《中国新志》都介绍了人参。中国和欧洲的植物学交流在 18 世纪达到高潮，这主要是由于法国传教士汤执中（D. Incarville，1706—1757）等人在中国采集了大量植物种子寄往欧洲进行引种，通过他们的努力，中国植物不仅在法国、英国、俄罗斯引种，也传到瑞典、德国、荷兰等国。18 世纪，法国传教士范德孟德（J. F. Vandermonde）在华期间不仅收集了《本草纲目》中的 80 种药物药品带回巴黎，还翻译了《本草纲目》的部分内容，原稿存巴黎自然史图书馆。

　　中医的脉学也在 17 世纪和 18 世纪传到欧洲。波兰传教士卜弥格（Michael Boym，1612—1659）在 1652 年撰写了《中国概述》一书，介绍了通过把脉来诊断疾病的艺术，谈到脉诊不仅能使人决定疾病的类型，还能预测疾病的未来发展和结果，这和欧洲的诊断方法大不相同。卜弥格在华期间，选择了部分中医理论、脉学、药物学知识编撰成书，由不同国家的传教士在欧洲陆续出版，包括《中医秘典》（1671）、《中国医法举例》（1682）、《医钥和中国脉理》（1680）等。

　　针灸术西传欧洲，最早始于荷兰人布绍夫（H. Busschol）所著的《痛风论文集》（1676）和德国人吉尔弗西斯（Geilfusius R. W.）的《灸术》（1676）。1683 年，德国人哥荷马（Gehema J. A.）出版了《用中国灸术治疗痛风》一书，提出灸法是治疗痛风最迅速、最安全的疗法。同年，荷兰东印度公司船医瑞尼（William Ten Rhyne）用拉丁文著成《论针刺术》一书，肯定了针灸治疗疾病的效果，建议西方医生研究针术。

　　中国法医学著作在 18 世纪也被翻译介绍至欧洲。法国传教士韩国英（Cibot Picrre Martial，1727—1780）对宋慈所著《洗冤集录》（1247）的相关内容进行了介绍，论及中国司法制度、关于谋杀的研究以及通过解剖尸体调查死因的方法。他所参考的是一种八卷本的中文著作，但未给出书名。据韩琦的考证，现存的八卷本的

《洗冤录》只有一种,就是1687年陈芳生撰写的《洗冤集说》,主要以《洗冤集录》为主体,参考《无冤录》等书编写而成。因此,韩国英当时翻译依据的有可能是此本,这是中国法医学著作首次被译成欧洲文字。

17世纪、18世纪传入欧洲的中医学知识和理论,对西方人来说是新颖而陌生的,部分目睹中医疗效的传教士不仅为之折服,而且产生仰慕之情。但由于理解和翻译的困难,西方人对中医的误解也较为常见。如法国著名批评家贝勒(P. Bayle,1647—1706)曾批评中医不明原理,缺乏解剖知识,并对脉诊不屑一顾。这两种对待中医的不同态度引起了欧洲学术界的争论,争论的结果反而促进了西方人对中医的了解,为19世纪、20世纪中医在西方的传播奠定了基础。

第四章 近代传教士的中医译介活动

根据马堪温的不完全统计[44]，1840—1949 年间西方出版有关中医药的书籍百余种，其中针灸 9 种、药学 34 种、临床 7 种、脉学两种、卫生 9 种，其他如传记、法医学、炼丹术、中医典籍翻译等 32 种。从书籍的分类看，这个时期介绍的重点为中药，其次为针灸和卫生方面的知识。这些译著多出自来华传教士之手，他们或直接在华从事医学传教和研究工作，或担任某项职务如领事等，或开展商贸活动和文化交流活动等，尽管来华身份和职责各有不同，他们都隶属于某个教会或教派，秉承自己的宗教信仰来到中国，传教使命一直伴随着他们在华的每一项活动。因此，近代开展中医译介活动的传教士不仅来自医药行业，还来自其他行业，他们根据自己在华期间对中国传统医学的观察和体验，形成了对中医的不同观念和解读方式，并自觉或不自觉地将这些完全不同于西方医学的知识译介到西方。

4.1 对中医学的综合译介

传教士在华期间，或撰文介绍中国社会和人民生活情况，或记录个人行医传教经历，或在期刊发表专业研究文章，或向母国教会报告中国国情，这些著述中可见大量关于中国医学的介绍和论述，成为近代西方了解中医的重要途径。这些著述较多地将中医学作为一个整体进行介绍，传教士从旁观者的角度对中医学理论、中医临床实践、针灸和中药、中医疗效等方面做了描述和评价。虽然这些描述和评价有时并不完全正确，也不够深入，却来自他们在华生活的真实观察和体验，构成了传教士对中医学的初步印象。

将中医作为一个整体进行译介的传教士以英美两国较多，较有代表性的有美国传教士胡美、莫尔斯、吉佛瑞与英国传教士巴慕德、雒魏林、韩德森和马雅各。

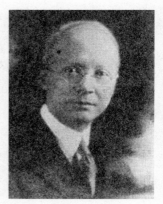

美国传教士胡美（Edward Hicks Hume，1876—1957）是美国雅礼协会的医疗传教士和医学教育家。他是湘雅医院、雅礼中学和湘雅医学院的重要创办人，为中国近现代医疗事业的发展做出过重大贡献。胡美 1905 年来华，1906 年 11 月在长沙市小西门西牌楼创办了湖南省第一家西医医院——雅礼医院（湘雅医院前身），后于1911 年 11 月在雅礼医院开办了湖南省最早的护士职业学校——雅礼护病学校。胡美 1914 年出任湘雅医学专门学校教务

胡美（Edward Hicks Hume，1876—1957），美国传教医师、医学教育家。

长、湘雅医院院长。胡美在华共计 25 年，有"中国通"之称。胡美在中国从事的大多是开办西医医院和医学院的工作，但是在向西方介绍中医学方面也做了很大的贡献，主要体现在他发表的文章和出版的两本著作《中国医道》《道一风同：一位美国医生的在华生涯》。

1935 年 6 月，胡美在《教务杂志》①上发表《中国新时代的基督教医药事业》一文，提出在西医输入以前，中国一直利用本土的医

---

① 注：《教务杂志》（The Chinese Recorder）是近代在华西方传教士主办的英文刊物。1866 年在福州创刊时名为《教士杂志》，1877 年改为《教务杂志》。主要刊登各地教会信息和传教士行踪，也登载传教士关于中国文化和中国教会的论文，是研究新教在华传播和中国教会发展最重要的资料来源。起初为双月刊，1886 年第 17 卷改为月刊，至 1941 年 12 月太平洋战争爆发停刊。参见：丁光训，金鲁贤. 基督教大辞典. 上海辞书出版社，2010：313。

药制度来满足中国人的需要。这种制度所依据的许多原理是有缺陷的,但用的许多药有很大的价值,应该寻找那些应该被永远保存下来的成分。

胡美初到湖南时,对中医有一定的偏见,但随着与中医接触的增多,目睹了中医的临床效果,他逐渐改变了自己的看法。例如,他有一个女病人,经过检查后认为流产不可避免,但经过中医处方用药后,病象消失,6 个月后产下一个健康男婴。这个病例使胡美认识到中医的神奇疗效和中药的独特功用,之后他逐渐开始重视中医,认定中医学肯定包含许多有价值的东西。

1940 年,胡美著述《中国医道》(*The Chinese Way in Medicine*)一书,由约翰·霍普金斯大学出版社出版。该书分为"中国医学中的天人关系""中国医学的创立者和范例""中国医学的一些杰出贡献"三部分,对中国医学的理论基础、发展、贡献做了全面介绍。胡美指出,中国人的自然观、对人与自然关系的认识构成了中国医学的理论基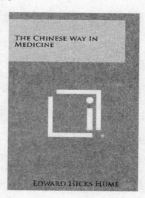础,这一理论基础虽然决定了中国医学中有许多迷信因素,但同时使中国人在治病时不仅求助于免疫,而且求助于精神、肉体和自然力量的和谐[45]。

胡美不仅认可了中医在药物学方面以及运动疗法方面的贡献,也澄清了西方医学界以往对中医望、闻、问、切"四诊法"的误解。他认为,中国医学"非常强调治疗,植物、动物和矿物被用入药中,许多药物的持久功效现在刚刚开始被认识到……比这更重要的是他们强调观察、询问和把脉,为明智的诊断奠定了基础。在世界上恐怕没有一种医学体系会更使脉象及其解释在诊断中发挥如此实质性的作用。"胡美指出,中医的诊疗方法是合理而明智的,也有理论基础,并非是完全依靠经验的医学,并指出中医是建立在有别于西医科学基础上的思辨体系,应理性地看待中西医之间的区别[46]。

胡美在书中对中国医学发展史上的著名医家做了介绍。他对中医的评价是："中医存在着永恒价值……不能仅从它的迷信因素或宇宙观、泛灵论来看待它……中医是一个思辨的体系，它将人与整个生物世界联系在一起，它不能被视为一个真正的经验体系，因为它只在部分方面是经验性的。"[47]在这种观念指导下，胡美指出中医在治病和医药方面的贡献。

胡美主张对中医做进一步的研究："有待医学史家去研究中国医学文献，有待药理学家去研究《本草纲目》中数以百计的药物的疗效，只有这样，整个科学世界才能得到中国医学之道的真髓。"[48]

胡美在书中总结说，该书"对一个具有哲学概念的医学思想体系做了一个概述。这个体系在数世纪中涌现出许多真正杰出的范例，其中包含着在诊断和治疗上的真正有价值的实际操作方法。希腊和阿拉伯的医学发展构成了欧洲医学思想的基础，其部分原因是早期交通上的限制。中国医学思想的源流比希腊、阿拉伯更古老，并已证明它是适合于东方亚洲文明需要的"。

胡美的《中国医道》系统地介绍了中国医学的理论基础、中药疗效、脉诊方法等，对于激发西方学者对中医的研究和传播兴趣发挥了重要作用。

1949 年胡美撰写了回忆录《道一风同：一位美国医生的在华生涯》(*Doctors East, Doctors West: An American Physician's Life in China*)，该书在 2011 年由中华书局翻译成汉语在国内出版发行。书中胡美叙述了 20 世纪初中国的医学文化和风俗、社会对疾病的看法、中国人对中西医的态度等情况，尤其描述了他亲自见证中医诊疗效果的一些经历和西人对中医态度转变的过程。

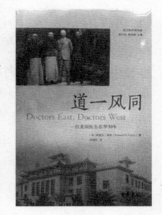

　　胡美在书中指出一些当代西医的治疗方法在中国古代就已有之。例如,他在给一位患伤寒的女孩治病时读到了其家长带来的张仲景《伤寒杂病论》,发现"书上准确地描述了发热的开始症状,寒热、头痛、没有食欲、鼻子出血、中午过后体温上升很快。就是奥斯勒①也没有描述得如此清晰。"[49]

　　胡美还发现,西医使用的一些药物中医早就在使用,"令人惊讶的不是那么多植物药物产于中国,而是中国人认识到很多动物可以当作药用来治病"。他指出,在一些情况下,西医提议的某些治疗方法被病人欣喜的接受,而"我们没有意识到中国人自己的医生以不同的形式使用同样的药物已有许多个世纪了。海藻提取物通常被中医用来治疗某种甲状腺病,中医还用某些高脂肪鱼的肝脏治疗肺结核。源自经验的中药和实验性西药竟然如此的相近。"[50]

　　在临床中西医会诊实践中,胡美发现尽管二者诊断方法不同,却可以得出正确一致的结论。例如,胡美在书中记述湖南省的司库生病时,为了知道是否中西医能够达成一致意见,特意同时请了长沙非常有名的中医医生和胡美一起诊断。结果中医医生用中医望闻问切的办法和胡美通过实验设备化验后的诊断结果是一致的。

　　在上述经历的基础上,胡美认识到只有在中国生活过才能真正了解中医,刚接触中医时的不解和怀疑是很自然的:"对那些来自西方、接受科学实验的医生来说,一开始对中国医学产生怀疑是再自然不过的事了。他们认为中医没有解剖,没有可控制的实验,说千百年来中医是科学探索没有什么证据。科学家们会询问,中药店里卖的药除了古来用药的推荐剂量外还有别的知识吗?龙齿、虎骨和鹿茸有什么治疗价值?"胡美进一步描述了西方医生了解和同情中医的重要性:"在西医来到中国,待在中国一辈子后,他

---

　　① 注:奥斯勒·威廉(William Osler,1849—1919),加拿大裔的英国医师、教育家,是其所在时代最为出色的医学教师。

们渐渐地理解和同情地生活在中国了。慢慢地,他们改变了对中医的态度。中国古代的一些医学知识确实有其价值,这一点是毋庸置疑的。中医诊断和治疗的老方法并不是完全没有理由的。西医很难解释中医取得疗效的原因。"[51]

《道一风同:一位美国医生的在华生涯》虽是胡美的回忆录,却同时也包含了他对中医诊疗实践的珍贵记录和对中医学的整体介绍,原书用英文写就,在西方流传广泛,使西方学者得以更好地了解中医的诊疗特色和疗效,促进了中医在西方的传播。

美国另一位研究中医较出名的传教士是四川华西大学医学院院长莫尔斯(William R. Morse)。20 世纪 30 年代初期,莫尔斯将中国医学以图文并茂的专题论文方式对外做了介绍,并将《医宗金鉴》中的部分内容译出。1928 年他出版了《紫雾中的三个十字架:世界屋脊屋檐下的医学教育事业》一书,强调了观察中医时应有同情的态度。他说:"种族经验、环境和相沿已久的习俗,如果以同情的眼光去观察,就会在所有的文化中发现其重要价值。"[52]

书中莫尔斯把中医从业者分为两类,第一类是受过教育的学者医生群体,第二类是没有受过教育的无知的群体,并指出,"最高层次的中国医生,通过长期的经验,依靠哲学推理,加上从前辈医家通常是自己家人那里继承来的知识,已经形成了一批微妙和很难捉摸的病症图像。他把这些实用的经验与切脉和观察病人结合起来解释病症。这样他提出的临床意义上合理的假设绝不是没有价值的。"[53]

1934 年,莫尔斯在深入研究中医的基础上,在美国纽约出版了《中国医学》一书。在书中,他通过对中医理论和民间医学的研究,认为"迷信和停滞是中国医学遭到轻视的原因"[54]。虽然他在书中指出中国医学发明了许多好的治病方法,但最终主张以科学医学代替中国医学。

美国医学传教士吉佛瑞(W. Hamilton Jefferys)和马雅各(James L. Maxwell, 1836—1921)对中医的译介主要体现在他们合作出版的《中国的疾病》(1911)一书,从中医的理论基础、医疗实践、中药等方面介绍了中国医学。

对于中医的五行学说和整体观,他们解释说,"根据中国人的哲学存在着金、木、水、火、土五种元素,人体由这五种物质和谐结合而成。只要各种物质所占比例合适,人体就能达到平衡,就会健康。如果任何一种元素占了支配地位,超出其本来状态占了上风的话,这一系统就会紊乱,人体就会生病。"[55]

吉佛瑞和马雅各认为中医的内服药比他们的外科手术领先得多,"任何东西,尽管在自然界是令人恶心的东西,但使用在医学上却十分有用"。针对传教士中流行的轻视中医的看法,他们给予了纠正:"说中国人一点不懂解剖学和生理学是不正确的。他们对器官所处的位置与各自的联系非常清楚。一定程度上,中国人对身体各个器官的功能有大致的了解。"

谈到中西医的关系,他们认为传教士医生应该与中医展开对话和合作,"科学的行医者与本地经验型的行医者并没有丝毫的对立。从伦理和理论的观点来看,没有什么理由双方不能互相对话。事实上,拒绝承认中医的合法地位,或者认为他们是一些庸医和江湖骗子的人,是迂腐和心胸狭隘的,这样明智的合作就无法开展。中医对我们完全没有成见,他们经常询问我们的意见,邀请我们去会诊。"[56]

可贵的是,吉佛瑞和马雅各充分认识到了中医是一种经验医学,对此传教士们应有一种宽容的态度,他们说:"中国存在着一种理性的、半科学的、当然是有尊严的经验型的看病行医,这可以追溯到数百年以前,这代表了许多聪明人的思想和经验,值得我们尊重和在更大的视野中来思考"。提到中国的行医,不仅是一个学术话题,而是我们"必须有一个清楚的认识和对这个国家本土的医疗实践有一种适当的欣赏,在这一点上,我们指的是其医药和外科古老的经验实践,它在历史上的地位、价值和缺点及其与科学的关系。让我们有点慷慨精神,坦率地承认我们自己的行医实践历史也是不容乐观的……"[57]。吉佛瑞和马雅各在中国行医多年,先后担任博医会报的编辑,他们从自己的观察和体验出发,提出对中医要有"适度的欣赏",对于扭转当时传教士怀疑、轻视中医的态度有较大影响。

美国另一位传教士丁韪良(W. A. P. Martin, 1827—1916)在中国生活 60 多年,在其所著的自传《花甲记忆》中介绍了中医"同类相治治疗原则"[58]:"同类相治是中国人信奉的一个准则。我所雇用的一位文书身上患了疥癣,他便焙烧一只蟾蜍,将炙成的灰和上水喝了下去。之所以用这个药方,是因为癩蛤蟆的疣状皮肤跟他的病症有些相似。

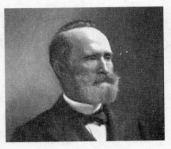

丁韪良(W. A. P. Martin, 1827—1916),美国基督教长老会传教士。

我因风寒咳嗽而身体虚弱,一位学生便送给我一副熊掌,说它们是强身的最佳补品。如果我害风湿,他就会送我用鹿筋制成的药丸。"

丁韪良也注意到中医以毒攻毒的方法,认为以毒攻毒"是他们治病用的另一个法则,它使许多人的生命都受到了威胁。所以那些毒性极大的蛇和昆虫便成了中药中的上品。"对于中医的五行学说,丁韪良认为很奇特,"中医将疾病按照五行来分类的方法十分奇特。为美国公使团工作的一位文书有一次在随我们去华北的途中生病发烧,他自称是木太旺,最好用土去克一下。实际上,他不就是因为不适应坐船而生病吗?而这病一上岸不久就会痊愈。"[59]

丁韪良在《花甲记忆》一书中还记录了中医使用人体器官作为药物的做法,"对于重病症来说,他们坚信取自人身各部位材料做成的中药具有奇效。根据玛高温

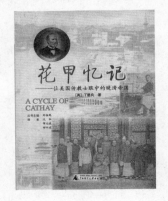

（D. J. MacGowan，1814—1893）医生的说法，中药里用人体器官做成的药品起码在 32 种以上。人脑、人眼、人胆和人肝都是最走俏的药品。"[60]

对于中医的疗效，丁韪良表示怀疑，但同时也承认了中医的有效性，"在对疾病的治疗中，中医虽然既是无研究又无科学，但几千年来积累起来的经验肯定会像瞎猫抓耗子那样，摸索出一些行之有效的疗法"[61]。

其他美国传教士和学者的中医译介活动亦偶见于文献资料中，如嘉约翰（John Glasgow Kerr，1824—1901）1859 年 3 月在《北美外科医生评论》上发表《中华医学》一文，后作为独立小册子出版。美国学者维茨（L. Veith）于 1949 年将《黄帝内经》的前 34 篇译成英文，还撰有《医学在西藏》《中医及其对欧洲医学的影响》等书。

在华开展中医译介活动的英国传教士也不少，巴慕德（Harold Balme，1878—1953）就是其中之一。英国传教士巴慕德于 1906 年来华，在山东传教行医多年。1922年任济南齐鲁大学校长，1926 年辞职回国。巴慕德在 1921 年编著了《中国与现代医学》一书，在书中他指出，了解中医应从反思西医开始："我们嘲笑中医们对于人体病因的认识及其对疾病的分类是很容易的。但是我们容易彻底忘记不到一个世纪以前我们自己的医学教科书中同样充斥着不科学的理论。翻开那时候任何有关生理学的论文，

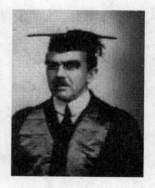

巴慕德（Harold Balme，1978—1953），英国基督教浸礼会传教医生，英国皇家学会会员，公共卫生学博士、外科学教授。

或者看一下有关疾病原因的著作，你会发现一个经验观察和迷信说法的大杂烩，其中不止一次地提到了各种影响身体机能的体液，现在看来这是多么可笑。"[62]

巴慕德在书中进一步阐述了中医在历史上的领先性，"许多世

纪以前,当世界上任何地方的医生所实际掌握的就是对人性精明的观察和使用药物的经验知识时,中国的医药知识不比任何一个国家落后。事实上,在某些方面,它远远领先其他国家。基督教耶稣诞生前的 2000 年,中国的医师已经能准确地描绘霍乱的症状了。中国人实际上用种痘对付天花,比这个国家(英国)认识到其价值要早七百年。"[63]

对于中医所具有的经验医学的特性,巴慕德也做了介绍:"毫无疑问,很多中国的老中医在行医过程中,通过仔细观察,收集了关于不同疾病症状和中医药典中主要药物功效的大量有用资料。他们的知识是根据经验来的,用现代科学很难解释,但是其中很多东西毫无疑问都是准确的,对病人是极其有益的。可惜的是,这中间很多东西至今都已经失传了。"[64]

巴慕德在著作中肯定了中医的"经验性"知识,承认了中西医之间的差异,并且不再以现代科学的标准来解释中医,在近代来华的医学传教士中产生了积极影响。

英国传教士雒魏林(William Lockhart, 1811—1896)也积极开展了中医译介活动。雒魏林是英国利物浦人,1833 年获得行医资格,1838 年奉伦敦传教会之命前来中国。他来华后,首先在澳门、广州从事医务传教活动并曾在舟山开设医院。1844 年,雒魏林在上海创立第一家西医医院(即仁济医院的前身),1857 年底回国。1861 年以英国使馆医师名义再度来华,在北京活动了三年。1861 年,雒魏林撰写了《医学传教士在中国》一书,对 1860 年以

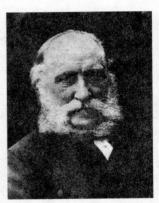

雒魏林(William Lockhart, 1811—1896),英国伦敦会医药传教士。

前的医学传教做了较为全面细致的梳理,其中也涉及中医的临床实践、理论基础等方面的内容。

雒魏林对中医的整体观、解剖学、针灸等提出了自己的看法。

如提到中医整体观时,雒魏林将其与西医做了对比,认为不如西医可信,"根据他们的理论,身体器官都与各种物质相联系,比如金属、土、石头、空气、水。物质有冷、热、干燥、潮湿等特性,疾病也有相同的特性……治病时他们首先确定疾病的种类,然后通过把脉选择合适的方法进行治疗。但是他们根本分辨不出静脉与动脉,也不了解心脏的功能。他们对脉搏的解释千变万化,大部分是不足为信的。"[65]

关于解剖学,雒魏林认为中医在解剖学上的知识很不完备,作为神经中枢的脑被忽略了,只有解剖亲自察看人体脏腑,才能找到致病的原因,治病才有效果。他还指出,西医"在眼疾治疗和解剖学方面处于绝对的优势。因为中国人不解剖死尸,所以生理学和解剖学的知识相当有限。"[66]

对于针灸的功效,雒魏林感到迷惑,对于这种不吃药就能治病的方法感到吃惊,觉得"针灸是神秘而古老的,是大胆的足以令人昏倒的经验的产物……这些针从不消毒,而且很可能已经存放了好几天。但可以用来治疗风湿病、各类体内疼痛、扭伤、关节肿瘤和霍乱、咳嗽与疝气"[67]。虽然雒魏林在书中对中医的思维观念、诊疗方法、中药等有所轻视和质疑,但毕竟较为详细地描述了中医药学的一些理论基础和临床实践,增加了西方对中医的了解和认知。

随着在华时间的增多,雒魏林逐渐对中医有了更深入的了解,认为中医历史悠久,必然有自己独特的地方,中医"流传了许多世纪的医学知识和经验理论已演绎出了大量中国式的经典论述、药物及疗法……药品无论种类和数量,都给人以深刻的印象。他们使用几千种植物、粉末和混合剂,其中不少的确富有成效,一些如麻黄碱和高岭土种类的药物已为西方人所知。"[68]

对于中医的从业人员、分科、行医方式,雒魏林这样写道:"虽然从医人员的成分也很复杂,但许多是科考失意的士子转行,因此很多医生受过好的教育……他们也有分科,有的治疗感冒之类的普通疾病,有的治疗妇科病,有的治疗儿童疾病。医生根据他们丰富的经验,很好地治愈了一些病人……他们能根据以往的病例进行仔细的观察,从而成功地找到治疗方法,他们的医治方法主要依靠经验。虽然他们进行治疗的原则并不清晰,但他们完全按自己的方式诊治病人,也因此赢得了人们的尊重,并能去很远的地方就诊。"[69]

对于中医的疗效,雒魏林持肯定看法,他说:"在很大程度上,中国医生依靠经验非常明智地处理病例。尽管他们的医学理论是不完善的,但他们掌握了许多药物的性能和用法,他们也明白不同形式饮食的用途。作为准确的观察者他们能仔细地追溯病因并找到治愈疾病的办法,他们能根据经验对症下药。"[70]雒魏林根据自己的观察指出,中医是一门经验医学并有很好的疗效,有利于西方比较直观地了解中医学的诊疗特色。

英国另一位传教士韩德森(1830—1865)在中医译介方面也卓有成效。韩德森是爱丁堡大学医学博士,1861年来华在上海负责仁济医院的医务工作,著有《上海卫生学》《赴华医务传教士韩德森医学博士年代记》等书。1864年韩德森在皇家亚洲协会华北支部宣读《中国的医学与医学实践》一文,对中国医学做了介绍,文末附有中国医学典籍的目录,该文"令人信服地指出了中国医学在何时错过了发展的潮流,并利用中国医学典籍生动地介绍了中国的解剖学和生理学",这是"关于这一主题的文章中对中国医学讲得最清楚的文章之一"[71]。正因为如此,他被爱丁堡皇家外科医生学院吸纳为会员。

此外,英国传教士德贞曾于1870年在《教务杂志》上连载《中国医道》一文,对中国医界的有关信仰、名医等做过介绍。

加拿大传教士也开展了中医译介活动。1910年,加拿大医学传教士启尔德(O. L. Kilborn, 1867—1920)在加拿大的多伦多出版了《治病:呼吁医学传教士来华》一书,在该书的第三章和第四章介绍了中国的解剖学、生理学、中药、中国的疾病、中国的药店、中国医生等,还对中医的诊脉、阴阳理论以及中医医生的培养做了介绍,对加拿大人了解中国医学有一定意义。

20 世纪上半叶,德国译介中医的先驱是许宝德(Franz Hübotter, 1881—1967)。他是德国的医学和哲学博士,既通医术又懂中文,早在 1913 年就已出版《古代中国名医师》《寿世编:中国古代的接生术》等,后期还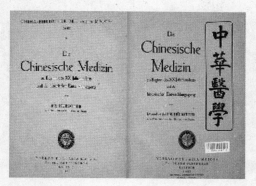翻译了《针灸甲乙经》《仓公华佗传》等。1927 年来华在湖南益阳和山东青岛行医,回到德国后著述《中国药物学》《西藏、蒙古药物学论文集》等,并节译《内经》《难经》《脉诀》《濒湖脉学》等合成《中华医学》一书出版,主要介绍中国传统医学从古代直至 20 世纪 20 年代的发展状况。《中华医学》于 1929 年由德国《泰东》(Asia Major)汉学杂志出版社出版,收入其"中国文库"第一册。它是 20 世纪上半叶德国乃至欧洲地区出版的为数不多的有关中医的优秀著作之一。其中《濒湖脉学》《难经》和《脉决》德文译文均属于较早的欧洲译本。

许宝德回国后在柏林大学任教,成为最先把中医搬上德国大学课堂的学者。许宝德从 1907 年接触中医,到 1967 年去世,均以翻译中医典籍、撰写中医药著作、争取中医针灸的合法地位、研究和讲授中医药学为主要职业,在欧洲影响深远。

除了上述传教士的译介,近代还有不少其他对中医学进行整体译介的著作[72],见表 1。

表 1　其他传教士对中医学整体译介的著作

国家	著者	著作名称	出版时间	出版地点
英国	Coltman, R.	中国医学、政治及社会的现在和将来	1891	伦敦
英国	Wilson, J.	中国医学随笔	1846	伦敦
英国	Gordon, C. A.	从医学观点看中国（1860—1861）	1863	伦敦
英国	Kerr, J. G.	医学在中国	1869	广州
英国	Bradshaw, H. V.	中国对医学的贡献	1929	广州
美国	Snapper, I.	西医从中国医学得到的经验教益	1941	纽约
美国	Lui, G.	中国医生的秘诀	1943	加利福尼亚
德国	Tatarinov. A. A.	中国医学	1858	柏林
德国	Hubotter, F.	中华医学	1929	莱比锡
德国	Hubotter, F.	中国的医药治疗	1933	东京
法国	Daumas, C.	关于中国医学和医生的记录	1858	法国格腊斯
法国	Lariviere, A.	中国医学的研究	1863	法国波尔多
法国	Meyner's D'Extrey	中国的医术	1882	巴黎
法国	Le Tellier, A.	略论中国人种学、医学和卫生学	1899	巴黎
法国	Dabry, P.	中国医学	1863	巴黎
法国	Vincent, E.	二十世纪的医学在中国：古老的中国医学	1915	巴黎
法国	Regnault, J.	中国和安南的医学和药物	1902	巴黎
俄国	不详	论中国的卫生条件和医学	1876	莫斯科
俄国	不详	中国人的生活状况和疾病治疗	1882	莫斯科
俄国	不详	谈谈中医学	1913	海参崴

4.2　对针灸学内容的译介

近代西方人注意针灸者,以法国人居先。1863 年,法国驻中国领事达布理(P. Dabry)撰写了《中国医学大全》,全书 580 页,其中包括针灸内容,还译述了中国明代医家杨继洲的《针灸大成》部分内容。此书偏重理论,缺乏实际操作技术,且有错误之处,总体影响不大,但在当时却是法国针灸学习者的必需手册。[73]

欧洲针灸学传播的鼻祖一般认为是法国的苏理(Soulie de Morant,1878—1955)。苏理曾经学过中文,并学习了一年医学预科,后因家境未能继续学业而开始工作,30 岁时他经银行派遣来到中国,后在北京、上海等地任法国驻华使馆职员、领事等。苏理在中国居住了 20 年时间,能说流利的汉语,对中国的社会生活情况较为了解。近代庚子年间,北京流行霍乱,法国使馆附近设有临时医院专治霍乱病人,当时该院采用的西医疗法,百余人中只能医好十余人,治疗效果不佳。与此同时,法国教会在非使馆区开设的医院治疗霍乱的效果却特别好,治愈率

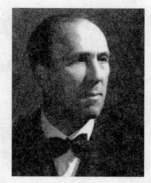

乔治·苏理·德·莫昂特
(George Soulie De Morant,
1878—1955)

可达到 60%,原因是采用了针灸疗法。苏理得知此消息后亲自前往查看,目睹了针灸的疗效,并认识了中国医生,开始向他们学习针灸。后又在广东、昆明、上海等地学习针灸,掌握了针灸的基本原理和技能。1929 年苏理回到法国,任法国外交部亚洲司司长,并继续保持对针灸的兴趣。苏理先后使用针刺疗法治疗哮喘病人和偏瘫病人,均获得良好疗效,自此得名,并辞去了外交部工作,专门研究针灸,撰写相关的书籍和文章。

苏理先后出版的关于针灸的著作有《中国针刺术与近代发射

疗法》（1929）、《中国的针灸》（1930）、《中国的针刺术》（1932）、《真正的中国针刺术》（1934）等，他的努力对针灸在法国乃至欧洲的传播做出了贡献。

法国针灸界另一代表夫耶（De la Fuye）是苏理的学生，曾到日本学习针灸，师从苏理后将顺势疗法与针灸学说结合起来，提出了"中国式顺势疗法"从而自成一派，特点是用顺势疗法的药物浸渍针尖，或用高频电流通入针体，用药剂量小，方法简便，却可起到激发身体抗病作用。他还将穴位分补穴、泻穴两种，补穴用金针，泻穴用银针，取得较好的临床疗效。夫耶在 1943 年发起成立了法国针灸学会，1945 年组建了法国针灸研究所，1947 年以后多次发起举办国际性针灸学术会议，是法国乃至欧洲针灸界的活跃人物。夫耶著有《针刺术专论》（1947）两卷，共 529 页，分为上下卷：上卷主要介绍皮肤痛点及其在诊断和治疗上的应用；下卷是针刺图解，附彩图 125 幅，内容较为丰富。

除了上述苏理和夫耶撰写的有关针灸学著作，法国在这一时期还出版了其他不少针灸著作，如包瑞（Borrey）的《中国针刺术指南》（1936），不仅介绍了针灸和按摩的操作方法，还讨论了针刺术和近代物理疗法相结合的操作方法。在这些人士的传播下，针灸术在近代法国迅速发展。

在意大利，威尼斯的达·卡民（Da Camin）撰有《针术操作法》（1847）；伯塔瑞利（E. Bertarelli）于 1932 年、1934 年就针刺术和交感神经理疗学的起源发表了相关论文；米兰的文纳（A. Vinaj）于 1935 年著有介绍针灸和中国针术操作经验的书籍文章。1945 年以后，意大利许多城市如罗马、都灵出现了较多从事针灸研究的医生，都灵的玛丽亚·维多利亚医院还开设了针灸临床治疗，标志着针灸开始进入意大利医疗系统。意大利的第一所针灸研究所也在 1945 年成立，自此越来越多的意大利人开始认识并使用针灸。

1775 年针灸由一个中国商人带入的针灸铜人传入英国。1828 年英国医生丘吉尔（J. M. Churchill）著《针刺术论集》，其中附有很多病例，使用针刺术治疗风湿、腰背痛、坐骨神经痛、肌肉劳损等均得速效。丘吉尔观察了针刺的麻、胀等"得气"现象，在书中这样写道："人们一直在设想神经是一种中介，体液像电流似的通过神经而循行或传到组织的最远端……由于针刺的作用是如此迅速，使人很自然地想到针刺的作用与神经中介，或与电的原理等的关系。"[74]

19 世纪 40 年代，英国利兹医院采用针刺疗法治疗慢性风湿病而闻名。到了 19 世纪中叶，有些医生将针刺术用于外科，治疗绞窄性肠疝、动脉瘤、水肿、腱鞘囊肿、静脉曲张、角膜混浊等，并结合电流治疗肿疡。部分外科医生开始把针用作一种外科器械使用，如辛普森（J. Y. Simpson）曾使用针压法，这是一种用针柄做局部血管的闭塞性压迫法。马塞文（W. Macewen）于 1890 年使用针灸的针刮动脉瘤上皮，可以使心壁不易栓塞。这些对针灸术的开发使用对近代肌电图测定术、微电极植入的神经生理研究有一定的启迪作用。

19 世纪末，在华的传教士为英国人带回了更多关于中国针灸的信息，传教士医生洛克哈特（W. Lockhart, 1814—1896）就是其中一位。洛克哈特在华居住达 25 年（1839—1864）之久，曾亲眼见证针刺的效果，1892 年他撰文写道："中国人操作针术很灵巧，可以治疗风湿病、体内深部的扭伤性疼痛、关节肿胀等病。"但对于灸法，洛克哈特并不认可，文中他这样描述灸法："烧灼法常给病人造成小的肿疡，有些病人因肿疡范围扩大，甚至损及重要器官，而医生则以病人的痛苦为乐，反而告诉病人最终可以得到治愈。"[75] 可见他对针灸疗法的描述仅仅停留在表面，对背后的针灸理论和治疗原理并没有理解透彻。

美国人初次接触针灸是在 19 世纪初，当时约有 600 名美国人到巴黎学医，见到欧洲医生在临床使用针灸治病，开始对针灸产生兴趣。1820 年以后美国医学杂志开始选载欧洲针刺经验及学术报告；1825 年，美国医生富兰克林（Franklin Bache）从法文翻译出版了《针刺术研究报告》一书,中医自此经欧洲医学文献传入美国。之后陆续有医生撰写了关于针灸治疗的文章。1839 年邓格利森(Dunglison)在《新治疗术》中叙述了针刺术;1853 年追特(R. Dritt)在《近代外科学原理和实施》一书中论及针刺对某些神经痛有效,并谈到针刺对治疗水肿、腱鞘囊肿、胸膜积水和腹水有效;1886 年,比德尔(J. B. Biddle)在《药物学和治疗学》一书中提到针术是一种治疗风湿病、神经痛和面神经麻痹的有效方法。

20 世纪中叶,美国陆续出现了介绍针灸的文章和报告。1947年 5 月美国康纳尔大学医学院教授特维拉尔和布勒在证实了针灸疗效的基础上,向美国实验生物学会联合提交了一份报告,指出流传了 2000 多年的针灸疗法确实可以治疗扭伤和减轻疼痛,并推测其机制是由于韧带构造内部堆聚物流动产生压力,因而疼痛,认为针刺可解除此方面的机械压力而使痛苦消失。此外,1947 年美国医生费尔兹(A. Fields)在加州医学刊物上把针灸当作中医外科的一支加以介绍;同年 6 月份在亚特兰大全美医药联合会上,专门讨论了针灸的临床疗效,并附有多份病例报告。但是上述文章和报告并没有在美国引起广泛的关注。

加拿大著名医学家奥斯勒(William Osler)曾对针术给予关注,他在《内科学教程》(1892)里推荐用针刺治疗坐骨神经痛和腰痛。他说:"针刺对于急性腰痛是最有效的疗法。把长 3 ~ 4 英寸的针刺入腰部肌肉痛处,持续 5 ~ 10 分钟将针退出,在许多病例中都能立即止痛。"[76]这对当时西方医界轻视针术的态度有一定的扭转作用。奥斯勒曾试图用针刺治疗糖业大王蒙特利尔的慢性腰痛,遗憾的是未能奏效。

近代俄罗斯也有部分学者注意针灸[77]。1828 年,俄国外科学教授查尔考夫斯基曾撰文介绍针灸疗法及其本人的针灸经验。1845 年,曾居住中国的中医学专家塔塔里诺夫也撰文介绍针灸。生理学家福尔鲍尔特和波德希亚基在 1946 年结合针灸穴位对皮肤活动点进行了研究,发表论文数篇。医史学家弗亚兹门斯基曾记述针灸的历史。

近代德国医界对针灸兴趣不大。早在 18 世纪,德国著名外科医生赫斯特(Lorenze Heister,1683—1758)在《外科学》(1718)一书中讨论过针刺问题,此书后来被译成 6 种文字,重印 20 版,对针灸在欧洲传播有一定影响。但是当时欧洲医界正反对一种用烧红了的熨斗做烧灼治疗的方法,由此灸法治疗痛风也被认为是过时了的方法。1823 年德国医生法里纳(Farina)记述了针灸治疗面部神经痛取得疗效;1828 年伯恩斯坦(Bernstein)和劳赫梅尔(Lohmayer)报告用针灸治疗风湿病有效。在针灸著作翻译上,德国人许宝德于 1913 年翻译了皇甫谧的《针灸甲乙经》,属于较早将此书翻译成西文的译者。20 世纪中叶以后,由于受到法国影响,针灸术在德国发展日趋蓬勃,先后建有 50 多个针灸学会,从业人员数千人。

概括而言,近代针灸在西方虽然受到一些有识之士的重视,但并未得到广泛的认可和关注,这和当时西医学的发展背景有一定关系。19 世纪西医学在近代自然科学技术迅速发展的基础上出现了新的进展,医学界的注意力不会集中在针灸这种所谓"奇特"的民间疗法上,尤其是这种疗法来自一个半封建半殖民地的落后国家,加上部分来华人士对针灸的曲解报道以及西人不能直接阅读中医文献的语言障碍,都成为影响西方人对针灸看法的因素。但作为中国宝贵医学遗产的针灸学,本身具有强大的生命力,更借助热心西方学者的努力,已在西方播下了种子。

除了上述传教士的译介,其他还有对针灸学内容进行译介的著作[78],见表 2。

表 2 其他传教士对针灸学内容译介的著作

国家	著者	著作名称	出版时间	出版地点
法国	Restelli, A. et Namias, G.	关于电针术及针术的医学通信	1846	蒙彼利埃
法国	Lapierre, dit Duperron, P. C. A.	灸术	1851	巴黎
法国	Soulie de Morant, G. et Ferreyrolles, P.	中国针术和近代的反射疗法	1929	巴黎
法国	Ferreyrolles, P. et Soulie de Morant, G.	中国的针与灸	1930	巴黎
法国	Soulie de Morant, G.	中国针术	1932	巴黎
法国	Nakayama, T.	在日本实行的针术和中国医学	1934	巴黎
法国	Soulie de Morant, G.	真正的中国针术	1934	巴黎
法国	Nguyen Van Quan	实用中国针学	1936	巴黎
法国	Borrey	中国针术指南	1936	里昂
法国	Lavergne, M. C.	简明实用针学	1947	巴黎
法国	de la Fuye, R.	针术大全	1947	巴黎
法国	de la Fuye, R.	中国针术大全	1948	巴黎
法国	Soulie de Morant, G.	中国的针术	1949	巴黎
意大利	Da Camimo, F. S.	针术的操作方法和注意事项	1847	威尼斯
意大利	Da Camimo, F. S.	针术和电针的观察	1847	威尼斯

4.3 对中药学内容的译介

近代西方对中药的兴趣逐渐加浓,所译介的中药学书籍达到 34 种。一方面,这说明中药学在西方的影响得到扩展,当传教士认识到中医药的疗效后,不仅在其著作中译介中医药知识,而且尝试在医疗实践中利用中药治病,弥补了西药匮乏带来的不便;另一方面,这也显示了西方勘查和探索中药资源的愿望,如1923年中国陈克恢等报告了麻黄对心血管的类肾上腺素作用,引起麻黄出口量大增,仅1927年经天津出口的麻黄就达到4275担(每担等于100斤)。[79]

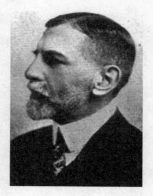

美国传教士里面研究中医药较出名的是聂会东(J. B. Neal,1855—1925)。他对山东济南的中药进行了一系列的分析和研究。1891年他在《中华博医会报》上发表文章,详细分析了济南136种中药的化学成分、形状、颜色、医学用途等,指出了一些中药的实际药用价值。例如,他认为雄黄没有特殊的医用价值,但是硼砂却是一种有用的中药,他这样说道:"我毫不犹豫建议教会开办的诊所使用它,尤其是远离通商口岸的诊所。"[80]

聂会东,(James Boyd Neal 1855—1925),美国基督教北长老会传教医师。

美国教会医师威廉士(S. M. Williams)和麦高文(D. J. MacGowen)在此期间大量收集中国经济作物,其中不少是植物药材。史密斯(F. P. Smith)在汉口行医期间常与中国医生一起应诊,1871年著有《中国药料品物汇释》。其后,司徒尔特(G. A. Stuart)补充修订《中国药物·草木部》(1911),并引《本草纲目》写出相关文章,并附有药物实地调查和海关出口资料等。其他如华生(E. Watson)撰有《中国主要商品药材》,贝里(Bailey)等均有关于植物或药材的著作。1920年以后,美国人洛克(J. Rock)曾4次被派遣率组来华搜集中草药,梅耶(Meyer)受美国农业部之委托来中国勘查和采集中草药。[81]

在译介《本草纲目》方面,美国医学传教士做了开创性工作。1871年,美国人史密斯(F. P. Smith)著《中国药料品物略释》一书,该书"取材《尔雅》《广群芳谱》……但大部分则译自《本草纲目》",所载药品数量在1000种左右[82]。1911年,司徒柯德(G. A. Stuart)编著了《中国药物草本部》,对史密斯所著之书进行修编,原拟分为植物、动物、矿物三册,然而第一册编写完成后,司徒柯德就与世长辞。该书共558页,上海美华书馆刊印发行,按照拉丁文字母顺序排序。书中内容大致译自《本草纲目》中12卷至37卷的药品,书末附有366种尚未考订的药物,并有中文、英文、植物三种索引,使用非常方便,当时研究中药的人士"莫不推此书为最有价值之巨著也"[83]。

美国植物学家和科学史家对中国的本草著作评价很高。里德在《植物学简史》一书中对《救荒本草》做了介绍,认为该书构成了野生植物驯化利用的重要源泉,是中国早期一本有价值的著作,由于其插图的优秀堪称一部杰出的著作。美国科学史家萨顿在《科学史导论》中认为朱橚是个有成就的植物学家,他的著作不仅是中国而且是世界上最早研究野生食用植物的著作。他说:"朱橚不仅设立了植物园,而且还有植物的实验室……了解中国艺术家优秀的传统,就不难理解《救荒本草》插图的极端精美。"[84]美国医生洪士提反的《万国药方》也提到了中药的内容:"是书前后刻本详略互有不同,后刻本增收中国药品多至数十种。"[85]

英国传教士研究中药本草最出名的应为伊博恩(B. E. Read,1887—1949)。1908年伊博恩获得伦敦大学药物学学位,1909年来华,作为伦敦教会所办的北平协和医学校化学及生物学讲师,1920年加入博医会为永久会员。1932年伊博恩到上海雷士德医学研究所研究中药,1946年任所长。伊博恩对中药文献的整理、译编、注释始终不懈,自1920年以来,撰有二三十篇关于中药的文章,如中药治疗肠寄生虫和妇科疾

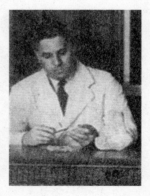

伊博恩(B. E. Read, 1887—1949)

病等。

1923 年,为了帮助西方医生更好地认识中药,伊博恩在英文《中国医学杂志》发表了《西医关心的中药疗效》一文,列出一批中药名单,并规定了这些中药送到实验室检验时的具体要求。1924年,他把中药资源分为三类:第一类是与西药标准一致的中草药,第二类是与西药性质相近、可以取代西药的草药,第三类是值得现代医学研究其药用价值的植物。伊博恩还和同事到冀州的中药集市,考察药材交易情况,药材中"有从遥远的西藏来的藏红花、广州来的橘子皮和荔枝干、蒙古来的蘑菇和黄芪、四川来的大黄等"[86]。

1927 年北平协和医学院印行了伊博恩与植物学家刘汝强合编的《本草新注》,共 106 页,有朱启钤(1872—1964)序文一篇。之后十年该书曾重版 3 次,页数增至 398 页。1936 年增订的第三版中收录了《本草纲目》草木部主要药品 868 种,对于植物性中药的植物来源、成分与参考文献均有列叙,是研究中药的必备参考书。

上文述及美国人司徒柯德曾译介《本草纲目》植物部,在此基础上,时任汉城莎菲伦协和医院教授的美国人米尔斯,继续翻译《本草纲目》并搜集相关药物标本,完成译稿 40 余册,因中途返美,于 1920 年将译稿和标本移交给伊博恩收存。伊博恩在米尔斯工作的基础上,与几个中国人合作,在 1928—1941 年分阶段地把《本草纲目》第 8—37 卷及第 39—52 卷(总共 44 卷,占全书总卷数的86%)的内容进行了翻译和介绍。翻译涉及原著中的草部、谷部、果部和木部、兽部和人部、禽部、鳞部、介部、虫部及金石部。伊博恩对《本草纲目》列出的药物尽可能鉴定其学名,说明有效成分并参考中外著述进行解释,每种药都标出其中文原名、学名,全书附以插图及药名索引。译本分期刊行专册,由北平博物学会出版及发行。伊博恩所译的《本草纲目》较为忠实地传达了原著的精髓,虽不是《本草纲目》的英文全译本,却是全面译介此书的佳作,原著中的精华基本都介绍出来,为西方读者了解原著内容提供了一条捷径。

1946 伊博恩编译出版了《〈救荒本草〉所列的饥荒食物》一书，英文名为 *Famine Foods Listed in the Chiu Huang Pen Ts'ao*，以作为解决粮荒与药荒问题的参考。书中对《救荒本草》中的 414 种植物做了学名考证，在书的第一部分还引用了原著的马齿苋等十幅插图。伊博恩对书中所列的每种植物均标出汉语名字、已知的学名、英文名

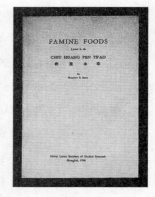

字、化学成分及在其他国家的食用情况，并应用分析化学方法对部分药物做了科学研究，如提出了鹿茸含有极丰富的钙，而钙对无管腺的功能有重要作用，成为西方最早用分析化学方法研究中药的人士之一。在《救荒本草》英译本前言中，伊博恩这样写道："现实的饥荒打乱了社会集团既定的饮食习惯。部分饥荒和全世界普遍性的缺粮也强迫人们转向不平常的食物。经验证明，人们能够使自己适应于食用大量户外生长的野生植物。"[87] 或许这正是伊博恩译介该书的初衷。

由于《救荒本草》涉及农学、植物学、药学三个学科的内容，需要渊博的知识才能对其进行化学成分的鉴定，足见伊博恩的学识广博。作为首次将《救荒本草》翻译成英文的学者，伊博恩的译介工作促进了中国本草植物知识在世界范围内的传播，在帮助其他国家贫苦人民选择可食用植物方面做出了贡献。

此外，伊博恩还用英文撰写《中华国产药物》，中华医学会1940 年出版，选择确定有效的中国药物 133 种加以叙述，介绍中药西制药品，包括外用、消化道、放血、血循环等类药物，列出中西文药名、用法、剂量等，是中华医学会专题报告丛刊第十三种。王吉民认为该书是"最适时宜而切合实用的文章"，因为"现在国难时期，外药无法购办，正可利用本国药物来代替，一则可以挽回利权，二则可以鼓励国产，三则可以补救急需，一举三得，何乐而不

为呢?"[88]

英国医学传教士合信(B. Hobson,1816—1873)以在华开设西医院和传播西医学而著称。他用汉语编译的《全体新论》(1850)一书被称为近代第一部介绍西医解剖学与生理学新知识体系的书籍,与其他四本译著《博物新编》(1855)、《西医略论》(1857)、《内科新说》(1858)、《妇婴新说》(1858)集成一函,题名为《西医五种》(1861),这套丛书多次再版,对西医学在华的传播影响深远。在《内科新说》下卷的《东西本草录要》里,合信对比了中西药物,认为某些西医用药和中医医理相通,如茯苓、车前子等。他对于中医药材较为认可,主张西医在中国"药剂以中土所产为主……而中土所无者间用番药"[89]。

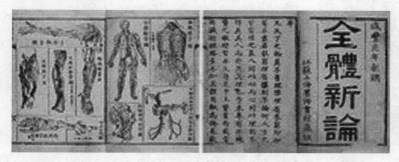

英国在近代出版了较多有关中医药的著作。本桑(M. G. Bentham)和汉伯雷(D. Hambury)分别撰写了《香港植物》和《中国药性注解》。据马伯英考证,英国科学家达尔文(Charles Darwin,1809—1882)曾在其著作中引述了《本草纲目》的内容,对达尔文进化论思想有一定的启迪作用。

1881年德国植物学家布赖特施耐德出版《中国植物志》一书,对《救荒本草》中的176种植物的学名加以考订,认为书中的木刻图比欧洲要早70年。[90]

德国传教医师许宝德为前柏林大学医史副教授,研究中国医学颇有建树,曾在湖南益阳、山东青岛等地行医,在新中国成立前返回。他译述了许多中医药文献,如《中国药物学》,全书共442页,1913年在柏林出版。他还著有《西藏、蒙古药物学论文集》《中华医学》《中华医学史》等。

近代以来,俄国对中医药表现出特别浓厚的兴趣,他们的驻华使馆中有医生随来,主要研究中医药。1845 年,东正教教士医生基洛夫曾将 45 种中药捎回给彼得堡的药师做研究;使馆教士医官塔塔里诺夫曾为中俄签订《北京条约》《天津条约》时做过翻译,同时在中国开展中药研究,回俄后成了中医药的权威,1853 年发表《关于中国医学现状》的文章,重点介绍中药,1856 年出版了用拉丁文撰写的《中药目录》,包括 500 种中草药。

俄国另一使馆医官伯列士奈德(E. V. Bretschneider, 1833—1901)对中药植物亦有深入研究。他自 1866 年在北京俄国使馆任医生,著作宏富,尤以本草论文为多,号称"远东植物学权威"。伯列士奈德于 1866 年至 1895 年的长达 30 年时间里在中国考察中药,从文献到实地,上及非医药文献《诗经》,下及清代有关资料。他曾亲自到中药铺实地调查,去山区采集标本,对中国植物学及古代文献颇多研究,撰写有《关于中药书籍的研究和价值》《中国植物集志》,后者对《本草纲目》的植物部分做了注译,补充了欧洲学者的考证,初发表于亚洲文会年报,后发行单行本,1882 年在伦敦出版。《中国植物集志》作为早年唯一的本草参考书,出版不久即售罄,在欧洲极受欢迎。伯列士奈德是 19 世纪欧洲人研究中药收集资料最丰富者[91]。俄国研究单味中药者,如杰姆列的专著论述大黄,朱拉耶夫撰写专文论人参等,从引种、生药和药理,均有研究。

在欧美各国中,法国传教士较早向国内介绍了中医药,如传教士苏伯利恩(L. Souberian)和达布里(P. Dabry)于 1847 年出版了《中国药物》一书;1849 年朱利恩(S. Julien)出版了《公元三世纪中国所采用的造成暂时麻痹的麻醉药物》,对中药做了介绍。

早在 18 世纪,荷兰人罗姆(George Eherhard Rumpt)就把一部金陵版的《本草纲目》带到了德国,藏于柏林国立图书馆内,引起了德国人对中医药的兴趣。1899 年德国怡默克药厂用我国的中药当归制成流浸膏和片剂,取名"优美露",治疗妇科病有良效,畅销一时。

随着传教士对中医药认识的深入,他们已不满足于仅仅对中医药知识进行译介,而是进一步尝试在医疗实践中利用中药治病,其原因一方面是对中药的药性和效用有了较深入的了解,另一方面是他们在中国的西药供给得不到保障,只能就地取材,使用中药取代一些西药。英国传教士医生达斯维特(A. W. Douthwaite)在中国行医的前六年里就不得不依赖中国的医药。1890 年达斯维特在中华博医会第一次大会上就曾指出,在缺少西药的情况下,医学传教士绝对需要使用中国医药。他与另一传教士威尔逊(W. Wilson)通过对中药药物的分析,曾经纯化和利用多种中药,节约了医院的开支[92]。

正如美国医学传教士托马逊(J. C. Thomson)所说,"在我们面前呈现的是一座未经开发的矿藏,我们只需工作,便可获得这座知识宝库。我们发现中国拥有取之不尽的药物,这对我们传教士医生肯定具有很大价值,我们已经证明了中国药物的价值。"[93]

一些传教士协会组织和期刊也表达了对中药的关注。1838 年,英国传教医生郭雷枢(T. R. Colledge , 1796—1879)、美国传教医生伯驾(Peter Parker, 1804—1888)、裨治文(E. C. Bridgeman, 1801—1861)等倡议成立中国医学传教士协会。这个学会认识到中医药治病的价值,建议用中药来充实自己的诊所。他们认为,熟悉中国人的疾病情况,将有助于完善自己的医学概念,有助于他们去纠正中国人的错误。

为了更好地利用中医药,中华博医会①于 1890 年成立了由柏乐文、聂会东、达斯维特、威尔逊等人组成的委员会,以便收集关于中国医药的信息,并在《中华博医会报》上发表他们的调查结果。

———————————

① 注:中华博医会,基督教新教在华传教机构。1886 年由在华约 150 位医药传教士在上海成立,推举嘉约翰(J. G. Kerr)医生为第一任会长。1932 年,与中国医学会合并成立中华医学会。

除了上述传教士的译介,其他还有对本草学内容进行译介的著作[94],见表 3。

表 3　其他传教士对本草学内容译介的著作

国家	著者	著作名称	出版时间	出版地点
法国	Soubeiran, L. et Dabry	中国药物	1847	巴黎
法国	Julien	公元三世纪初在中国应用的暂时麻痹感觉的麻醉物	1849	巴黎
法国	Debeaux, J. O.	中国药物与药物学简述	1863	巴黎
法国	Soubeiran, L.	中国药物	1873	巴黎
法国	Dabry de Thiersant et Soubeiran, L.	中药之研究	1874	巴黎
法国	Perrot, E. et Hurrier, P.	中国—安南的药物和药局方	1907	巴黎
法国	Roi, J.	中国药用植物	1942	上海
英国	Hobson, B.	一本标准的中药书目录	1854	广州
英国	Bentham, M. G.	香港植物	1861	伦敦
英国	Hanbury, D.	中国药物注解	1862	伦敦
英国	Hanbury, D.	药物及植物的科学报告	1876	伦敦
英国	Forbes, F. B. & Hemsley, W. B.	中国植物目录	1886—1905	伦敦
英国	Morgan, F. A.	中药一览表	1889	上海
英国	Kawakami, T.	台湾植物	1910	不详
英国	Hayata, B.	台湾植物图谱	1911	台湾
英国	Yabe, Y.	南满植物志	1912	大连
英国	Braun, H.	汉口及其他长江口岸输出的中药一览表	1917	上海
英国	Watson, E.	中国的主要药材	1923	上海
英国	Read, B. E.	中国药用植物——麻黄	1930	北平

（续表）

国家	著者	著作名称	出版时间	出版地点
英国	Read, B. E.	中华国产药物	1940	上海
英国	McClure, F. A. & Hwang Tsui-mae	广州草药店的药材	1934	广州
英国	Read, B. E. & Liu, J. C.	本草新注	1935	北京
美国	Stuart, G. A.	中国药物：草木部	1911	上海
美国	Bailey, L. N.	中国植物集	1920	纽约
美国	Rehder, A.	华北木质植物志	1923	波士顿
德国	Diels, L.	华中植物	1901	不详
德国	Hubotter, F.	中国药物学	1913	柏林
德国	Hubotter, F.	西藏、蒙古药物学论文集	1913	柏林
德国	Klautke, P.	中国有用的动物和植物	1922	汉诺威
瑞士	Ebert, F.	中国药物的宝藏：果实与种子	1907	苏黎世
俄国	Tatarinov, A. A.	中药目录	1865	彼得堡
俄国	Bretschneider, E. V.	中国药物书籍的研究和价值	1870	福州
俄国	Bretschneider, E. V.	早期欧洲人对中国植物的研究	1881	上海
俄国	Bretschneider, E. V.	中国植物学	1882	伦敦
俄国	emmejib, A. B.	论移植于俄罗斯的中国大黄的质量问题	1914	（俄）托木斯克

4.4　对法医学著作的译介

我国的法医学著作《洗冤集录》在近代被译介成多国文字传到西方。

英国剑桥大学东方文化教授翟理斯（H. A. Giles, 1845—1935）1873 年在宁波时看见官府验尸经常携带《洗冤录》一书，引起研究兴趣，后将《洗冤集录》在清朝道光年间童濂所刊的衍生本《补注洗冤录集证》翻译成英文，题目为 The His Yuanlu, or Instructions to Coroners（《洗冤录或验尸官指南》），这是《洗冤集录》衍生本的第一个英译本。1874 年翟理斯将译稿投到《中国评论》杂志，后因与编辑就校

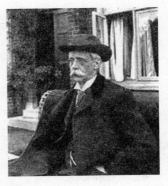

翟理斯（Herbert Allen Giles, 1845—1935），英国著名汉学家。

对问题有意见分歧，停止了投稿，刊载于《中国评论》的译稿为全文译稿的一半。

1924 年，翟理斯将全书译稿重刊于英国《皇家医学会杂志》第 17 卷的医史论文专栏，同时有单行本问世。王吉民这样评价该译本："此书译笔畅达，论意确当，洵佳构也。"[95]翟理斯的译本得到了医学界的认可，被誉为"最有影响、最具权威"的译本[96]。

《洗冤录》的荷兰译本为地吉烈（De Grijs）所译，1863 年刊于杂志出版。

4.5　对解剖学著作的译介

《医林改错》（1830）是清代名医王清任（1768—1831）的著作，是他访验脏腑多年的呕心沥血之作，也是我国中医解剖学史上具有重大革新意义的著作。据统计从 1830 年到 1950 年，该书先后再版约 40 次，广为流传。19 世纪 90 年代，英国传教士医生德贞（John Dudgeon，1837—1901）开始研究王清任及其著作《医林改错》，他尊称王清任为"具备近代意识的解剖学家"，并将《医林改错》部分内容翻译成英文。

德贞是英国苏格兰人，1864 年受英国
伦敦会派遣来到北京。1865 年在北京创办
双旗杆医院，即今协和医院的前身，他医术
高超，著作等身，被尊称为"西来和缓"[97]。
德贞除了积极译介西方医学到中国并在华
行医外，还专注研究和译介中国医学文化至
西方，堪称"19 世纪东西方医学文化的交流
使者"[98]。

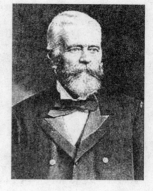

德贞，字子固（John
Dudgeon，1837—1901）

　　德贞翻译的主要是《医林改错》上卷的
内容，并添加了自己的评注，分两次载于《中
华博医会报》上，题目为 *A Modern Chinese Anatomist*（《一个近代的
中国解剖学家》）。所译第一篇文章刊于 1893 年《中华博医会报》
第 7 卷第 245 页。所译第二篇文章刊于 1894 年《中华博医会报》
第 8 卷第 1 页，内容包括四个部分[99]：脑髓说、气血合脉说、心脾不
生血说、方叙。自此，这位"中国近代的解剖学家"[100] 为世人所熟
知和重视。

4.6　对中医养生内容的译介

　　中国传统医学文化中的养生保健之道一直是来华传教士感兴
趣的内容，英国医学传教士德贞（1837—1901）就是其中一位。德
贞在华期间阅读了大量中医经典著作，于 1869 年至 1872 年间在
《教务杂志》上连续发表了《中国治疗艺术》的文章，共计十篇，介
绍中国的医学经典和疾病观念。

　　1877 年德贞在北京出版《中国的疾病》一书，介绍了中国人的
就诊习惯、疾病观和诊治原则，强调中国的生态环境和生活习俗与
健康有密切联系。书中德贞进一步提出，疾病的发生和发展是与
种族、环境和生活方式相关的，预防和控制传染病需要考虑的因素

不仅有药物手段,还有食物、住宅、婚姻、风俗等。德贞比较了东西方不同的社会环境和生活习俗,试图找出东西方流行的传染病的不同之处,以及相同疾病产生不同结果的原因。他告诫西方医生不可随意将西方的卫生观念用在中国对付传染病,反而应借鉴东方的生活方式和养生手段。

在对北京的环境和物质生活调查与研究的基础上,1884年德贞在英国出版了《中国人与健康相关的饮食、服装和住宅》一书,从中国的食品原料、食品结构、服装面料与舒适度、建筑材料与结构、暖气与通风、卫生设施与下水道、葬礼与尸体处置、学校、戏院、家庭关系等多方面,展示了中国人日常生活的物质基础和保持健康的方法。同年,在伦敦举行的国际卫生展上,德贞这样向西方介绍中国:"这个古老的东方民族在生活和保持健康、预防疾病、避免危险方面有许多课程值得我们学习"[101]。

1895年,德贞在《北京东方学会刊》上发表《功夫—医学养身术》一文,包括两个部分的内容:第一部分是从医学角度对中国健身运动和方法的研究和介绍,第二部分是译自道家《万寿仙术气功图谱》。该文后更名为《中国的治疗艺术》出版,成为最早以英语介绍道家养身术的作品之一中国的茶文化也引起了德贞的关注。1895年,他在《北京东方学会刊》上发表《中国的饮料》一文,从历史和风俗角度介绍了中国的饮用习惯、茶文化、饮料品种等,并对中日两国的茶文化做了比较研究。此外,德贞也介绍了中国的传统饮料如酸梅汤、桂花茶、龙眼汁、橄榄汁等。英国另一位传教士西格蒙德(Sigmund)于1939年在伦敦出版了《茶在医学上和道德上的效用》一书,介绍了中国的茶文化。

德贞从中国人的生活方式和医疗习俗中探究中国人的养生之道,他发现中国人没有喝生水的习惯,从而可以避免传染病的发生,所以尽管没有经过近代卫生概念的洗礼,中国人一样可以保持健康。通过多年观察,德贞认为中国在饮食文化、卫生习惯、养生方法等方面有优于西方现代医学和卫生学的地方,因此积极在英文医学杂志上发表介绍中医的文章,不断将中国健康理念和医疗方式译介至西方,引起当时英国医学界的关注,促进了中医养生理念在西方的传播。

　　除了上述传教士的译介,其他还有对中医养生内容进行译介的著作[102],见表4。

表4　其他传教士对中医养生内容译介的著作

国家	著者	著作名称	出版时间	出版地点
法国	Morache, G.	中国体操疗法	1864	巴黎
英国	MacGowan, D. J.	中国体操疗法	1885	上海
英国	Baynes	太乙金华宗旨	1931	伦敦
英国	Peter, W. W.	卫生广播在中国	1926	上海
德国	Mayer, G.	中国卫生的研究	1904	莱比锡
德国	Hubotter, F.	寿世篇	1913	柏林
德国	Kiang, L. K.	中国古代的体操	1939	符茨堡

4.7　对中国医学史的译介

　　中国医学悠久的历史和其他中医分支一样,也引起了来华传教士的兴趣。英国传教士医生、协和医学院妇科主任马士敦(J. Preston Maxwell)与中国助手一起收集了62种中医古籍,对1870年以前的中国妇科和产科著作做了比较全面的研究。

　　英国传教士医生伊博恩不仅研究中药成绩斐然,对中医史也颇为关注。1926年,他曾发表多篇中医史论文刊登于《美国医史纪年》《远东评论》等杂志,并根据德国许宝德的著述编成《中国医学史略》一书。1935年,伊博恩发起成立中华医史学会并担任秘书,并将其珍藏的医史类图书、文物等捐赠给王吉民所建的上海医史博物馆。

　　传教士对中国人痘接种术的发明和外传历史也做了相关研究。英国传教医生德贞（John Dudgeon，1837—1909）在《中西见闻录》中说："自康熙五十六年（1717），有英国钦使曾驻土耳其国京，有国医种天花于其使夫人。嗣后英使夫人遂传其术于本国。于是其法倡行于欧洲。"另一位传教士德尔·包尔在《中国风土事物记》中这样说道："在牛痘之前，中国人已获得并采用了种人痘的办法。据说那是由四川峨眉山哲人介绍的。这种知识从宋朝真宗时代（A. D. 1014年）起代代相传……说也奇怪，像其他许多事物一样，种痘术似也是由中国传入西方的。此术大约八百年前在中国宋朝已经应用，于1721年由君士坦丁堡的英国公使夫人蒙拉格氏最早介绍来英国。"[103]上述传教士对中国人痘种植术发展和传播的记述表明，中国人痘接种术在全球战胜天花事业中做出了很大的贡献。

　　针灸学历史也引起了传教士的注意。俄国生理学家福尔鲍尔特和波德希亚基在1946年对针灸穴位进行了研究，医史学家弗亚兹门斯基研究了针灸的历史，柯尔尼耶夫斯基撰有《中国医学史科》一书。法国的Petit撰写了《金针疗法的起源及其治疗方法》。

　　传教士对中医名家的传记也进行了翻译。德国传教士许宝德翻译了《史记·扁鹊传》《史记·华佗传》，分别于1913年在德国利锡出版、1925年在东京《东方自然科学杂志》出版，从而丰富了中医学外传的内容。许宝德编著的《中国医学史大纲》1924年在日本出版，将中国医学史知识搬进了课堂，扩大了传播范围。

　　除了传教士个体开展的研究，一些传教士协会和期刊也关注中医学史的研究。例如，1940年9月《博医会报》就专门出版了中国医史专刊，中外人士都在杂志上发表了研究中医史的文章。

　　除了上述传教士的译介，其他还有对中国医学史内容进行译介的著作[104]，见表5。

表5　其他传教士对中国医学史内容译介的著作

国家	著者	著作名称	出版时间	出版地点
英国	Oehme, C. G.	灸术的历史	1845	哈里斯
英国	Bretschneider, E. V.	欧人发现中国植物史	1898	伦敦
英国	Read, B. E.	中国古代医学	1926	北京
英国	Morse, W. R.	紫霞中的三个十字架	1928	上海
英国	Read, B. E.	医院会话及中国医史大纲	1930	北京
英国	Kollard, J. A.	澳门早期的医药事业	1935	澳门
美国	Hume, E. H.	中医之道	1940	巴尔的摩
美国	Hume, E. H.	东方医,西方医	1946	纽约
法国	Perequin	电针的历史	1853	里昂
法国	Petit, L. H.	金针疗法的起源及其治疗方法	1879	巴黎
俄国	不详	关于中国医学的一些史料	1878	提佛里斯

4.8　对其他中医文献的译介

我国的关于炼丹术的文献在此阶段受到学者的重视,如英国传教士爱德金(J. Edkins)著有《中国宗教》,向西方介绍了葛洪及其《抱朴子》中的炼丹术。英国人维里(Alexander Wylie)和美国传教士丁韪良(W. A. P. Martin)的著作中都述及炼丹术,并指出了中国炼丹术起源很早,后传到阿拉伯,成为近代化学的源头。

美国传教士约翰逊(O. S. Johnson)撰《中国炼丹术考》,认为欧洲的炼丹术是由中国传去的。20世纪三四十年代,美国的戴维斯(T. L. Davis)在我国学者的帮助下,将多种中文炼丹文献译成英文。约翰逊于1928年在上海出版《中国炼丹术考》;摩根(E. Morgan)于1934年将《淮南子》中与炼丹术有关的章节译成英文,在上海出版。这些传教士的译介促进了中国炼丹术的西传。

关于中医妇产接生的书籍也有传教士做过译介。例如,清朝韩齐居士所著的《达生篇》曾被多位医学传教士翻译出版。1860年,嘉约翰曾全译过此书;1881年,一位美国医生在《美国产科和妇孺杂志》上发表的论文从嘉约翰译本中引用了很多资料。

1842年,英国传教士雒魏林在《都柏林医学科学杂志》上发表《论中国的接生》一文,介绍了中国的接生术。1923年,北平协和医学院马士敦(J. P. Maxwell)和一名中国医师合作将《达生篇》的主要论点译出,1923年刊于《美国医史杂志》第5卷第3期。马士敦还选译过宋朝李师圣等编著的《产育保庆集》,1927年刊登于《英国妇科杂志》第34卷第3期。该书上卷共21章,译出部分为第1章至18章;下卷选择要点译出。

中医的外科是传教士认为中国医学中较薄弱的部分,但仍有部分传教士对此做了考证。英国医学传教士谭臣(John C. Thomson)就于1892年撰文专门讨论中国的外科,对中国古代医学成就给予了肯定,"中国的外科系统产生于4500年前,那时候人们就知道血液循环。早在公元前1100年,中国人就能勇敢而有技巧地做阉割手术;公元前6世纪就能解剖人体;公元前4世纪发明了按摩疗法;在基督纪元到来之前,中国人就用现在西方的方法治疗梅毒;公元3世纪,就发现有人使用麻醉剂,至少开始开孔;公元6世纪在腹部手术上取得长足进步。"[105]

近代中医脉学著作也有译介。德国传教士许宝德于1927年节译了《脉诀》和《濒湖脉学》中的内容。德国学者俾麦斯尔(A. Pfizmaier)译述了《张机脉学》的内容。

第五章　近代传教士开展中医译介活动的原因和特征

5.1　原　因

探索中医药资源

　　来华传教士开展中医译介活动的动因各不相同,考察、探索中医药资源是首要的动机。19 世纪的西方资本主义处于快速发展时期,他们对外加强侵略和扩张,试图掠夺更多的财富和资源,为本国的经济发展提供更多的物质基础。医学传教士的主要任务虽然是行医传教,扮演着中西文化交流的角色,但他们往往拥有多重身份,如美国传教士伯驾就曾担任美国驻华公使,在美国侵略中国及签订中美《望厦条约》等不平等条约过程中充当了翻译人员及助手之职。这些传教士来到中国,在行医传教之余,也积极开展中国国情和资源调查工作。

　　1922 年,中国传教士组织出版的《中华归主——中国基督教事业统计(1901—1920)》一书就是很好的例证。该书对我国 20 世纪初期各省的行政区域、面积、边界、城市人口、地势、民族、语言、气候、物产资源、经济状况、交通、邮电、教育、医疗设施等以及传教史和宗教活动情况等,都进行了极其周密的调查研究,其广度和深度远远超出了传教的范围。作为中国固有的传统中医药学当然也在传教士调查范围之内,特别是中国丰富的中药资源更是西方国家争相勘查和研究的对象,如1920年美国人洛克(J. Rock)曾4次被派遣率团来华搜集中草药。这种对中医药资源的探索和调查成为部分传教士开展中医译介活动的动因。

促进在华传教工作

传教士开展中医药研究和译介活动,也想通过传扬中国古代科学文明博得喜好本民族文化的中国人的好感,同时发现西方基督教与中国文化的相通之处,为他们在中国行医传教提供更大的空间。聂会东曾指出,"中国最近的运动已经在人民中发展出民族主义的愿望⋯⋯我们必须承认这一点,使我们的工作中的外国因素越少越好。"[106]近代来华传教士的数量毕竟是有限的,超过90%以上的患者在就诊时仍需依靠本土医疗,也就是说传教士带来的西医和中国传统的中医学将长期共存。意识到这一点以后,传教士明白,缺乏对中医的了解,不利于和习惯于中医诊疗的病人沟通,也会造成传教士及其带来的西方科学与中国民众之间的隔阂。这促使他们努力去研究、介绍中医,从而拉近他们和中国民众及本土医生的距离,适应中国本土社会的需求,为在华传播宗教提供较为有利的环境。

弥补在华行医西药的不足

为了弥补在华行医西药供给的不足,是传教士研究、译介中医的第三个原因。

医学传教士在华行医期间,西药供给得不到保障,促使他们在治病过程中尝试利用中医药治病。例如,英国传教士稻惟德在华行医的最初六年里就不得不依赖中药治病,1890年他在中华博医会第一次大会上指出,在缺少西药的情况下,医学传教士需要使用中国药物。威尔逊在陕西汉中行医传教时对中药做过一系列的调查和研究，经过对中国药物的分析，制出了一些有用的药物。为了更深入地利用中医药，中华博医会于1890年成立了专门委员会，负责收集有关中国医药的信息，并在《中国博医会报》上发表传教士们的调查结果。例如，1891年，聂会东在《中华博医会报》上发表文章，分析了济南136种中药的化学成分、形状、颜色、医学用途等，指出了一些中药的实际药用价值，包括他认为雄黄没有特殊的医用价值，而硼砂是一种有用的中药，建议教会诊所和医院使用，尤其是远离通商口岸的诊所。

折服于中医的疗效

为中医药的疗效所折服，是传教士译介中医的第四个原因。西方传教士对中医的认识经历了从怀疑、轻视到重新审视的过程。刚接触中医时，医学传教士无不对中医学持反对态度。他们从西医的科学性出发来看待中医，批评中医没有解剖学和生理学基础，中医的阴阳五行、诊脉等理论都是不科学的，充满着迷信色彩。但在临床诊疗和研究中医的过程中，部分传教士逐渐认识到中医确有可取之处，特别是当他们亲身见证了中医的神奇疗效后，逐渐改变了对中医的态度，这种态度的转变对中医的对外传播意义重大。美国传教士胡美就经常承认，中医有时比西医更具神效。其他传教士也承认，中国传统医生善于在中国文化环境中找到治疗疾病的方法，尤其在身心行疾病方面，中国传统医生的成功率至少与西医不相上下。

1916年，《博医会报》在创刊30年后发表社论《中国的医学与外科》，对19世纪以来传教士对中医的评价做了分析。文章认为，过去医学传教士为了争取本国教会支持自己在中国行医，往往强调中国本土医学的落后，但是如果中医真的没有任何疗效，那么中国人早就抛弃这种医疗办法了。中医存在这么多世纪，本身就说明了它存在的合理性。社论对针灸、中药、中医秘方等问题提出了中肯的见解,最后社论指出了传教士们在理解中医文化时的局限:"也许我们传教士并不总是能充分领会中国人感情和信念的深度和力量,正是这种东西在如此多的方面把我们和中国人区别开来"[107]。

在认识中医疗效的基础上,不少传教士尝试理解中医,在个人文化情感上也发生了潜移默化的变化。例如,北京协和医院的解剖学教授考觉莱(E. V. Cowdry)就认为,东西双方尽可能去欣赏彼此不同观点和思想是很重要的,仅仅把东方的习俗作为奇怪的东西看待是没有意义的,应该对中国文化发展的根本性因素有一种同情的理解。事实上,来华传教士在积极开展西学东渐活动时,不可避免会受到中国社会和文化因素的影响,正如在华传教多年的葛德基(E. H. Gressy)在1919年时撰文说,传教士怀着火一样的热情到东方传播福音,在这个过程中东方也把自己的信息告诉了他。传教士离开西方时想改变东方,但回来时自己却被改变了。传教士对待中医的个人情感逐渐发生了变化,甚而成为研究和传播中医的践行者,这充分展示了中国医学文化的影响力和感染力,使用"传教士的皈依"[108]来描述他们认识中国文化的心路历程不无道理。

5.2　特　征

中医学内容介绍多于翻译

近代来华传教士译介中医活动呈现出的第一个特征是以介绍中医学知识居多,深层次的中医理论研究和典籍翻译较少。传教士在医疗实践中对中医的药物和临床经验有所认识,至于中医理论的哲学文化层面,如阴阳、五行理论等,由于与医疗实践之间有一点距离,传教士们想真正理解其精髓有一定的难度。因此,他们译介的内容多集中在中药和临床实践层面上,对中药的研究多从寻找药源、成分分析和博物学角度出发,对临床实践多从经验技术进行介绍。这一时期传教士翻译的中医经典著作数量不多,包括《本草纲目》《救荒本草》《医林改错》《补注洗冤录集证》等,主要集中在中医本草、法医学等方面,以节译和编译为主。这与近代西医学知识大规模的传入中国形成了鲜明的对比,近代西方的主要兴趣在于了解中国,而中国则着眼于学习西方,医学传教士对中医的兴趣大多停留在了解的层面,与中国人大规模学习西医是有区别的,故此中西之间的知识流动存在一种"不对称性"[109]。以伊博恩翻译的《本草纲目》为例,他和中国学者历经十余年辛勤工作,先从《本草纲目》中列出药物,再鉴定名称,说明有效成分并参考中外著述加以解释,附以中外药名索引,译出的内容占到原著的86%,但严格说来,他的译本仅应看作是研究《本草纲目》的入门工具书,可见译介中医著作的艰难性是导致中西之间知识流动"不对称性"的主要原因[110]。

借助中国医生和学者的帮助

在译介中医的过程中,传教士借助了中国医生和学者的帮助,是译介活动的第二个特征。胡美在其自传《道一风同》中就提到中国医生侯光孝对他的帮助,这种帮助不仅体现在医疗实践中,还体现在帮助胡美了解中国传统医学的知识。例如,一名中国道台到胡美在长沙的诊所看病,仅仅完成一半诊断就生气地离开了,胡美向侯光孝询问原因,侯光孝解释说:"从远古时代开始,中国人就知道每个手腕上有三个脉搏点。六个脉搏点中的每一个都会给医生传达特定器官的信息……道台不在意你的温度计发现了什么,其他人也不会在意的。他们从来没有听说过准确测量温度,但是他们确信脉搏是确诊的奥秘所在,他们都看见你只测了一只手的脉搏。"另外一名中国医生颜福庆也曾与胡美一起工作过,胡美认为他的到来提高了诊所在中国人心中的可信度,他写道:"一旦知道一位在海外受过训练的有能力的中国人成为耶鲁在中国内地圈子的一分子,我们的医疗队在社区中的地位提高了,受到了长沙的家庭和机构的持续欢迎"。胡美还请了一位刘姓的老师教他汉语,在自传中他提道:"那天下午,我的中文课非常难熬。反复吟咏刘老师给我挑选的那些单调乏味的句子好像很枯燥。"[111]

英国传教士伊博恩在翻译《本草纲目》时曾与中国学者刘汝强、李玉仍等合作,正是因为这些中国医生和汉语教师的帮助,加上传教士自身的学习,他们才克服了理解和翻译中医文献的语言障碍。此外,中国学者对传教士的著作和译稿进行笔录、润色、作序介绍和刻印流传等,成为他们能顺利开展译介工作的得力助手。

第六章　近代传教士中医译介活动的促进和阻碍因素

6.1　促进因素

传教士专业素养和研究机制的改善对他们开展的中医译介活动产生了积极影响。译介活动总是要由具体的译者来完成的,因此译者的个人因素如知识结构、双语水平、心理机制等对译介的结果有较大影响。19 世纪初期,来华传教士教育程度普遍不高,至 19 世纪末 20 世纪初,这种情况得到了改善。传教士不仅受过高等教育,部分人还具有博士学位,如英国传教士伊博恩就在 1924 年获得耶鲁大学哲学博士学位,1932 年被聘为上海雷士德医学研究院生理系主任,后任院长,一生致力于中国药物的药理和生理研究。

一般情况下,神学是传教士知识结构中最重要的部分,但世俗的文学、历史、外语及基本的科学知识在 19 世纪的欧美大学中已经是通识教育的一部分。19 世纪后期,传教士来华前甚至要经过选拔,符合条件的才有机会到中国行医传教。汉口教会医院院长代敬心(W. A. Tatchell)曾提出,来华传教士的文凭要经过医学委员会的审查,必须是在著名大学医学院修满 5 年以上专业课程的毕业生,他们在中国的工作除了传教外,还包括科学探索。可见,近代以来的传教士不再被要求仅仅从事传教工作,还可以专注于医疗事业。他们更多地在医学院、教会大学供职,有时间和精力在教师或研究人员的岗位上考察研究中医药,促进了中医译介工作的开展。

6.2　阻碍因素

　　研究、译介中医学与传教活动之间的矛盾是传教士必须面对的问题,成为阻碍他们开展中医译介活动的因素之一。西方各国的传教差会派遣传教士到中国的目的是为了传播宗教,行医治病和研究医学只是手段。然而医学传教士常常忙于医务工作而无暇传教,认为解除病人身体的痛苦就是一种说服他们信仰宗教的方式,无须专门向病人传道。在这一点上,各传教差会和传教士之间一直存在着分歧,甚至有时最终导致二者分道扬镳。[112] 同样,医学传教士投入时间和精力研究中医药学,也会在一定程度上影响其传教活动,也受到了传教差会的批评。英国传教士德贞就在1884年宣布脱离伦敦教会,以"英医德贞"的身份在北京生活和工作,翻译出版中医的气功养生著作和解剖学著作《医林改错》,并开设鸦片戒烟所,帮助中国人戒烟,成为医学双向传播的交流使者。

　　中外语言及文化差异对传教士开展中医译介活动也有一定的阻碍作用。传教士医生普遍认为中医文献的语言过于精简,纯粹的写作风格使得内容令人费解。即便是对中国人来说,也只有接受过一定教育的人才能读懂。由于不同学者对中医文献内容的理解不同,版本各异,一些著作的内容存在重复和模糊现象,造成了理解困难。此外,传教士的中医译介活动作为近代整个翻译图景中的一个层面,必然受到特定语境和译者因素的影响,并对西方文化产生影响。在翻译选材上,传教士更多地选择了中药内容;在翻译策略上,他们采用节译、选译等方法,经常对原文进行改写,包括增删原文、添加译者观点和见解等,必然会对原著有所改变,影响最终的译介效果。

第七章　近代传教士中医译介活动
产生的影响及启示

7.1　积极影响

对中医西传的影响

　　近代传教士的中医译介活动首先对中医西传产生了深远影响,这种影响是双重的。在中国历史上来华的外国人中,传教士可算是顽强型的社会群体。他们凭借内心的信仰和顽强的精神,不仅将宗教信仰带到中国,还在中西方文化交流过程中发挥了重要作用。梳理传教士的中医译介活动,可以发现这种活动对中医西传的影响是双重的:一方面,传教士在中西文化几乎处于隔绝的情况下搭建了桥梁,将中医药知识和文化翻译介绍到西方,在西方医学界的视野中增加了新内容;另一方面,传教士自身保守的宗教观念和功利目标影响了他们对中医的译介活动内容和方式的选择,使其活动具有一定的历史局限性。

　　很多传教士认为中医与巫术、迷信紧密相连,中医没有解剖学,不清楚人体结构,如果取得一定疗效的话也主要是靠经验主义的方式。对中药的误解更多。美国传教士卫三畏①（Samuel Wells Williams，1812—1884）曾指出，中药都是来自植物王国，绝大多数是没有什么效验的草药，另外还有许多"奇怪而可憎的东西，比如蛇皮、化石骨头、犀牛或公鹿的角屑、蚕和人的分泌物、石棉、蛾、牡蛎壳等"[113]。这些对中医片面的描述和评论给西方传达了错误信息，使他们需要更长的时间来认识和理解中医。但总体而言，传教士的译介活动丰富了近代中医西传的内容，为现代中医的对外交流奠定了基础。

对西方医学的影响

尽管有时存在种种偏见和误读，传教士的中医译介活动对西方近代科学和医学的发展还是产生了一定的积极影响。马伯英指出，中国的博物学知识，特别是李时珍的《本草纲目》，直接支持了达尔文进化论的诞生，而这得益于"传教士将中国古书内容辑录传播到欧洲"[114]。

耳针学在法国蓬勃发展也得益于传教士的媒介作用。耳针的理论基础源自《黄帝内经·灵枢》中"耳者宗脉之所聚也""耳聋无闻取耳中"的论述，中医的耳针理论传到了欧洲并获得意外的发展壮大。英国南汉普顿大学教授乔治医生（George T. Lewith）对此做了考证，"那些到中国旅行的人带回了中国体针的信息。耳针则在中国之外大大发展起来。这一点是清楚的：中国古老稿本中提到在外耳使用针刺疗法。但古老的中国针刺疗法在躯体上的使用要比在耳朵上用针多。现在大多数针灸师使用的详细耳图是由法国医生诺舍尔在1950年代早期发展起来的。"[115]乔治医生提到的

---

① 注：卫三畏（Samuel Wells Williams，1812—1884），美国基督教新教公理会传教士兼外交官。清道光十三年（1833）来华传教。同年至咸丰元年（1851）在广州编辑《中国丛报》。咸丰五年至光绪二年（1855—1876）任美国驻华公使馆参赞，并多次任代办，参与策划《中美天津条约》的订立。光绪三年，回国任耶鲁大学中文教授。著有《中国总论》《中国商务指南》等。

"那些到中国旅行的人"就是传教士,他们在华行医传教,自然与欧美母国保持着密切书信联系,叙述着在华所见、所感和收集到的任何新鲜的信息。耳针疗法无疑是西方医生在中国针灸和经络学说基础上的一项杰出创造,是中国古代医书上的模糊信息发展成一种新技术的例证。

对西方汉学研究的影响

近代传教士的中医译介活动对西方汉学研究产生了一定影响,拓展了汉学研究的内容和视野。汉学研究不仅包括外国人对中国历史、地理、语言、文化等人文社会科学的研究,还包括对中国自然科学和中国现象的研究,如费正清(J. K. Fairbank,1907—1991)等人对近代中国的研究,后者的研究价值并不低于那些对中国古代史地语文的研究[116]。

多位开展中医译介活动的传教士本身就是著名的汉学家,他们的研究范围广泛,涉及中国语言、文学、宗教、历史及医学。译介《洗冤集录》的英国传教士翟理斯就是这样一位汉学家,他曾被誉为英国汉学三大星座之一。翟理斯从小接受了严格的学术研究教育,来华后历任英国领事馆翻译、领事等职,他以出色的语言天赋和求真务实的学术研究精神于1897年全票当选为剑桥大学第二任汉学教授,并获得"中华民国政府"嘉禾奖章(1922)、皇家亚洲学会金奖(1922)等八项荣誉。除了翻译《洗冤集录》外,翟理斯还编译了汉语语言教材《汉语无师自明》(1872)、《三字经》(1873)、《华英字典》(1892)、《中国札记》(1875)、《中国文学史》(1901)、《中国古代宗教》(1905)、《中国神话故事》(1911)等著作,全方位地研究译介了中国的语言、文学和文化。

中医文化作为中国传统文化的重要组成部分,是西方汉学研究的重要内容之一,传教士的中医译介工作自然也成为近代西方汉学研究的构成部分。植根于中国传统文化和中国古典哲学的中医学被译介到西方后,引起了西方对中国的研究兴趣,催生了新一轮的"中国热"。包含中医文化的近代汉学在西方的兴起,表明中西文化交流既是人们思想相互嬗变的过程,也是一个相互取舍和吸收的过程。[117]

对近代中国翻译研究的影响

当代翻译研究不再局限于翻译文本本身的研究,而是把翻译活动放到一个广阔的文化语境中去审视,关注意识形态、文化背景、社会历史环境等外部因素对翻译的影响。[118]事实上,翻译作为一种跨文化、跨语言的交际活动,肯定不是在真空中进行的,译者作为翻译活动主体,往往受到主流意识形态和社会文化环境的影响,从而刻意地采取一些翻译策略,使自己的翻译作品得到更多读者的认可和流传。这在近代传教士译介中医活动中得到了很好的诠释。

翻开近代医学传教士在华传教行医的历史,可以发现他们从事的更多的是西医诊疗和译介活动,主要是为了达到学术传教和拯救异族的目的。而一旦传教士发现中医学在某些疾病的治疗上比西医学更有优势,中医药物在化学成分和功能分析上有极大利用价值,他们就及时调整了研究内容,将中医学内容纳入了译介范围,并采取了节译、选译、综合译介等多种方式开展译介活动,其译介的目的并不是为了保持原著的风貌,而是为了满足西方国家对中国国情的调查和对中药资源的勘查探索。

东西方之间的语言文化差异是影响西方人正确理解中医文化的主要障碍,翻译理论的研究目的就是要尽量减少这种语言文化差异带来的影响。近代传教士出版的译介中医的著述无疑成为近代翻译研究的重要素材。曾尔奇曾指出,近代我国翻译领域中存在着"引进"和"输出"的严重逆差,翻译作品中"外译中"的占绝对优势,而"中译外"的仅寥寥数笔。[119]在此背景下,传教士开展的

"中译外"即中医译介活动就显得尤为可贵,对其进行梳理和研究必将充实和丰富近代翻译研究的内容和视角。

7.2　消极影响

由于中西医在医疗观念和思维方式上存在着众多差异,传教士们有时并不能真正理解中医的治疗原则和理论基础,加之传教士的文化背景、生活背景、自身科学素养不同,在译介中医的过程中存在一些"误读",对中医文化的对外交流产生了消极影响。"误读"是人们在理解其他文化时,首先会按照自己习惯的思维模式加以选择、切割,然后形成认识,在此过程中很容易产生难以避免的文化理解偏差。[120] 在和中医的接触过程中,部分来华传教士认为中国传统医学在诊断、治疗等方面缺乏系统性,对疾病没有病理上的解释,只是传承古人的经验,甚至在治病过程中保留了很多迷信观点。他们也发现中医从业人员鱼龙混杂的现象较多,并缺乏严格的考核认证,庸医误病较为常见。传教士对中医的外科、针灸、中药等方面均有不同程度的负面译介,在西方产生了消极影响。

传教士对中国医学缺乏解剖学知识和外科知识论述尤多。英国传教医生合信(B. Hobson)在其著作《全体新论》序言中曾批评中国医学缺乏以解剖学为基础的人体知识,"予来粤有年,施医之暇,时习华文,每见中土医书所载骨肉脏腑经络,多不知其体用,辄为掩卷叹息"。在天津行医的英国传教士马根济(John K. Mackenzie)更彻底地认为中医"关于解剖学和生理学的知识几乎等于零,他们以荒谬的理论来代替这些准确的知识"。1838 年,郭雷枢在美国费城发表演讲,提到中医的外科时这样说道:"中医的治疗充满了儿戏般的迷信,即使是富人也无法得到外科手术的治疗,因为他们不懂得任何外科手术。"[121]

对于中医的针灸,传教士表示不解的也很多。美国传教士布瑞德绍(H. V. Bradshaw)曾在 1929 年著文诋毁中医,认为中医贡献很少,没有像巴斯德、李斯特、琴纳等人物,并认为针灸的理论根据是内脏紊乱,即内脏的麻痹和功能不全,正如牛不好好走路就打它几棒。

另一名美国传教士丁韪良这样描述中国的解剖和针刺,"中医对于所有的伤口都是用膏药涂抹,他们从不截肢,也许是出于对圣人格言的敬畏,要求士兵们回家时要四肢俱全。出于同样的理由,他们从不解剖人体,根本就不知道内脏的位置所在。然而在治疗某些疾病时,他们会毫不犹豫地将银针刺进人体,这样针尖很容易触及那些性命攸关的重要器官。即使病人死去,亦可因全尸而亡聊以自慰。"[122]他认为中国人远离解剖是因为死后想保留全尸,从而将医学与社会风俗混为一谈。

美国传教医生杰弗里(W. H. Jefferys)和马克斯韦尔(J. Maxwell)合写了《华人病症篇》,叙述了他们在华所见疾病的地理分布区域,专章讨论了吸食大烟的习惯和自杀等问题,他们认为中国"病人是无限的……要使自己成为专家,来中国行医是有益的",可以说是把中国病人当成了试验品。他们还声称针刺是医疗职业上的折磨,是"致命的针"[123],这种基于对中医的无知而著述的篇章在当时颇为常见。杰弗里曾于 1901 年来华任圣约翰大学外科教授及《中华医学杂志》英文版编辑;马克斯韦尔于 1865 年来华,曾任"中华医学传教会研究委员会"主席,他们的言论在欧洲影响深远。

英国人包尔(G. Fyer Ball)在其所著《中国风土人情志》(1903)中提到针灸在中国渊远流长,常作为驱魔手段,甚至说"有时针断在病人体内,只好留在那儿等待用西医技术把针取出"[124]等,引起人们误解。包尔是英国皇家亚洲学会的会员,先后在中国居住几十年,被西方看作深谙中国事务的权威,这种对针灸肤浅错误的介绍在欧美产生了不良影响。

传教士对中药的疗效较为认可,但仍有不少人持怀疑态度。丁韪良认为,"大多数中药都是不灵验的,还有一些味道怪异,根本无法入口……这些药中有一些被用于巫术,因为在中国巫术跟医术是紧密相关的。传教医师们在努力破除这种对社会安定造成严重威胁的迷信。他们也在努力培养中国人自己的西医,以取代旧派的江湖庸医。"[125] 由此可见,丁韪良虽然在中国生活了将近60年,仍然认为中医与巫术、迷信相关,反映了当时传教士对中医的片面理解。

对中医从业者的水平和医德,传教士也有非议。加拿大传教士启尔德在1901年发表的《中国医药差会的事工》中说,中国不合格的医生多如牛毛,而且都号称精通各科知识。他们的目的是劝说病人接受处方,如果误诊,他们会千方百计开脱责任,主要理由是指责病人或许吃了某种犯克的食物。传教士还认为中医保守落后,如德贞曾在《教务杂志》上发表文章,指出中医在近代以来日益落后,原因是因为太过保守,中国的医书越古老越受尊重,而西方医书每年都有新的版本。

从整体上对中医提出负面评论的应为美国传教士嘉约翰(John G. Kerr)。他在1877年召开的在华传教士大会上分析认为中国医学存在诸多问题[126]:对解剖学和生理学的无知,对疾病本质的无知,对药物性质的无知,对儿科疾病的无知,还指出中国医学缺乏卫生法规和慈善机构,外科和产科非常原始和残忍,迷信的思想和行为始终主宰着医学领域。嘉约翰担任过中华博医会的首任主席和《博医会报》的首任主编,他对中医近乎全面否定的态度在当时很有代表性。

部分刊物如《中国丛报》也公开表示对中医的质疑,该刊1840年曾发表关于中医的社论:"在中国人的医书中如此多的错误和如此少的正确混合在一起……这使得弄明白中国人到底知道多少,以及他们怎样运用这些知识及运用效果就显得非常必要和重要了。"[127]

传教士对中医的负面译介部分原因是中西医文化的差异,部分原因是近代西方医学在细胞学、细菌学、麻醉药、药理学、临床器械等领域的快速发展,使得尊古崇经的中国医学相对比而言更加传统和落后。

7.3 对当代中医对外传播的启示

从被动输出转变为主动输出

对近代来华传教士主动研究、译介和传播中医药文化的活动进行研究,发现该历史现象的规律和特征,分析中医药文化"被走出去"的动因和特点,对思考当今中医药文化如何变被动为主动的走出国门具有启示意义。

进入 21 世纪以来,加强中医药文化对外传播与交流已经成为国家层面的战略发展任务,来自中医学、外语、跨文化传播等领域的学者一直在不断探索中医对外传播的有效途径和方法,但结果却并不尽如人意。中医在海外传播遭遇到的种种挫折和困境促使人们重新审视医学的跨文化传播问题,在该领域卓有建树的学者马伯英就提出了自己的观点。[128]他认为中医不是一个主动外输的体系,历史上中医药的外传大多是其他国家将中国医生请去或者掳去,或其他国家人员到华学习,或因商业、战争等因素经由外国人带回去的,包括中医师、中医书籍、中医治疗工具和药物。这一点可以从中国历史上 16 世纪至 18 世纪的"东学西渐"得到印证。当时,包括中医药在内的中国科学技术和传统文化经由传教士之手传到欧洲,产生广泛影响,并不是中国有意而为,而是西方国家主动引进、积极输入的结果。由此可见,西方社会内部有一股主动探寻、吸收外来文明的强大动力,而这种动力正是中国社会所缺乏的。

　　回顾近代中医对外传播的历史,人们会发现一个奇怪的现象:从事中医药对外翻译和交流工作的多为西方人士,中国人直接参与中医药对外翻译和介绍工作是 20 世纪以后的事情[129],但在数量上仍是寥寥无几。20 世纪初一些中国西医学者感到中国医学在世界医学史界的缺位,立志向西方人介绍中国医学,王吉民就是其中杰出的代表。1924 年,他在《博医会报》上发表论文,试图纠正外国人普遍认为中国人不了解血液循环的印象。同年,他发表《张仲景:中国的希波克拉底》,高度赞扬张仲景的医学成就。1929 年,王吉民发表《中国对医学科学的贡献》,指出西医过分强调了中西医的不同之处,而忽略了许多相似之处。文中,王吉民不否认有些庸医把迷信和医术纠缠在一起,但中国正规的医生治病是有规矩和准则的,对自己高尚的职业有清楚的认识。如果从历史观点来看的话,中医如果不比同时代其他国家更高明,至少也是一样的,因此值得深入研究,得到更多欣赏。1932 年,王吉民和伍连德花费十年时间合作撰写的英文著作《中国医史》由天津印书馆出版,是第一部中国人使用英文撰写的中国医学史专著,填补了中国学者用英文向西方介绍中国医学史的空白,改变了此前中国人在英语世界讨论中医时的失语状态,成为西方人了解中医的重要书籍之一。他们对祖国医学史研究与传播的高度使命感与责任心值得后人学习。

　　近代眼科学著作也曾被中国医生译成英文,如唐代孙思邈所辑的《银海精微》就曾被北平协和医学院眼科系毕华德医师①翻译成西文。除卷下药方外,全书均为译出,刊载于 1931 年《中华医学

---

　　①　毕华德(1891—1966),眼科学家,北京人。1918 年毕业于通县协和医学校,获博士学位。1924 年留学奥地利。1925 年获维也纳大学眼科博士学位,同年回国。任协和医学院讲师、副教授。1940 年起开业行医。1946 年起,历任北平大学医学院教授、附属医院眼科主任,北京医学院第一附属医院眼科主任,中华医学会常务理事、眼科学会主任委员。设计、制造了"模型眼"、沙眼模型等教具,对我国眼科学发展做出贡献。编著有《眼科全书》(第一卷)、《军医眼科学》等。

杂志》第 17 卷第 1 期眼科专号,其英文题目为" A Resume of an Ancient Chinese Treatise on Ophthalmology（Yin Hai Ching Wei）"[130]。

近代西方有关中医的译著多由传教士和西医医生完成,数量虽然不少,但多非依据中文原本所译,错讹失误之处在所难免,这与他们对中国语言和文化的理解不深有关。此外,西方人译介的中医著作无形中总会受到"西方中心"意识的支配,他们依据西方思维模式和知识框架对中医学采取"削足适履"的译介方法,扭曲和弱化了中国传统文化的精髓,使这种译介过程缺乏平等对话的基础和文化意识。

季羡林先生早就指出,中国不但能拿来,我们也能送去。我们必须把中华民族文化中的精华分送给世界各国人民,使全世界共此凉热。[131]这个工作在近代中国主要是依靠外国传教士和学者来完成的,今天呼唤更多的国人投入和参与这项工作。

根据需求选择输出内容

中外文化交流不应盲目进行,以受方需求为导向,按需输出,才能收到更好的效果。柯文指出,"19 世纪末西方的优越感在本质上是包罗万象的,不仅是在诸如财富和力量的物质范畴方面,而且还包括了文化、宗教、道德、风俗及其他的精神领域。"[132]在此背景下,传教士轻视甚至无视中国本土文化成果就显得很自然了,部分传教士对中医的轻视和批评就是很好的例证。但即便如此,传教士还是主动地译介中国传统医学的知识,其原因就是"新鲜"和"需要"。[133]"新鲜"的信息异质程度高,刺激性大,短时间地吸收率较高,但不一定能真正被保存下来;"需要"是最根本的,在西人看来中医纵然有诸多的缺点,但在某些方面如养生保健、针灸疗法等具有不可替代的优势,可以弥补西医的某些不足之处,因此才能够吸引传教士和西方医生的目光,促使他们自发地去传播、了解中医、传播中医。

社会对异文化的接受具有一定选择性,并不是简单的拿来主义。对于自身文化欠缺的东西,其需求度和持久度就会保持高水平的状态。西方在引进东方知识和文化时也会有一定的选择性,只会取其所需、弃其所余。鉴于此,开展中医西传时应针对西方医学的弱点,如西医较难治愈的慢性疾病、疼痛类疾病等,突出中国医学的优势,如人文关照、副作用小等,使交流双方都得到益处。

提高中医自信心

西方人对中医的态度固然会影响中医的对外传播,但中国人对中医的自信心和诠释能力也会影响西人对中国医学的理解。近代一些传教士对中医一直保持轻视和排斥的度,而另外一些传教士则对中国医学心存敬意,懂得尊重中国医学背后的历史和文化,耐心地发现中医理论和诊断中的丰富内涵,正如胡美在自传《道一风同:一位美国医生的在华生涯》中所说:"只有那些通过友谊的方式进入中国大本营的人才能有效地融入中国人的生活,才能了解中国医学的价值。"[134]

回顾 20 世纪上半叶一些试图废除中医的企图,不难发现他们在面对西医科学的洪流时,轻易放弃了在中国历史长河中坚守了几千年的中国医学,他们以西方医学的所谓"科学性"准则来评价中医存在的合理性,全面否定了中医的理论价值和临床疗效。进入 21 世纪,废除中医之声又起,说明中国部分学者对本国传统医学的存世价值和疗效仍信心不足,如何加强这种对中医的自信心和诠释力,是一个迫切需要深入研究的课题。

第八章　结　语

关于传教士参与中西医文化交流的研究近年来大量涌现,学界关注较多的是西方医学传入中国的活动,而对于中国医学传入欧洲的活动仍缺乏深入探讨。由于长期在华生活和工作,传教士亲眼看见了中医药的神奇疗效,逐渐对其产生了兴趣,他们在行医布道之余开始研究中医药的理论和知识,有些传教士甚至将中医药应用到自己的诊疗活动中,以达到更好的疗效和弥补西药的不足。此外,一些传教士将中医药经典著作翻译成外语并刊印出版,一些传教士在其著作文章中介绍中医药理论知识和临床疗效,不过这种对中医药知识的研究和译介活动因其较为分散,且大多属于传教士个人行为,相关记载和资料零星的分散在各类中文和外文文献中,因此缺乏系统的梳理和专门的研究。本研究通过收集、整理相关文献资料,系统梳理近代来华传教士所开展的中医译介活动,并探讨这种译介活动的原因、特征以及产生的影响,有助于全面认识传教士在中西医交流中发挥的作用,并对今天的中医对外交流有所启示。

8.1　全面认识近代传教士在中外文化交流中发挥的作用

由于历史、政治等方面的原因,国内学界对传教士比较流行的看法是:"一群意图控制中国思想的文化侵略者,他们的行径与其同胞致力驾驭中国经济的行为,相去不远"[135],传教士传播的西学则是"以奴化思想为核心的帝国主义文化"[136],即使他们中有人自称中国为其"第二故乡"或"半个中国人",也大都是从事侵略活动的伪善者,中国人民久已把他们中的一部分人看作披着宗教外衣的帝国主义分子[137],这些观点值得商榷。

近三十年来,随着对传教士研究的深入,人们开始认识到"传教士中的佼佼者或者知名度较高者,其主要功绩或在历史上的重要表现并不在传教的成绩方面,而在于他们在中西文化交流史上的特殊贡献,或在中外关系史方面所起的作用……其中有不少人或者留下重要著作,或者介绍中国文化于西方,或者引进西方的科学技术于中国。有的甚至成了汉学研究的先驱或真正意义上的汉学家"[138]。在鸦片战争至中华人民共和国成立的近百年时间里,在华的外国人以商人、外交官和传教士三种人为主,其中传教士的数量最多,在中西关系史及中西文化交流史上他们都发挥了重要作用。但另一种倾向,认为所有传教士都是中外关系和中外文化交流的积极推动者,也是缺乏历史理性而不可取的。

传教士来华的目的是传教,但中国民众的反异教思想和中国政府的锁国政策使他们很快认识到,设法博得中国人对西方文化的好感是传教的敲门砖。近代传教士采取的"医学传教"政策取得了巨大成功,不仅使中国医学界和普通民众接受了西医学知识和诊疗办法,而且在中国政府的支持下建立起了一整套西医结构和体系,包括西医院、西医诊所、西医学校、西医卫生和防疫系统、西医研究机构等。学界针对传教士传入西医科学的研究已经较为深入,充分探讨了传教士在近代"西学东渐"过程中所发挥的历史作用,但这远远不是他们在华从事的所有活动。传教士对中国科学文明的介绍和传播也是不容忽视的历史事实。

中华民族历经数千年的发展,形成了一整套植根于中国传统文化的完全不同于西方的医学体系,当认识到中国的传统医学具有西医不可替代的神奇疗效后,传教士便自觉主动地研究和译介中国医学,这些介绍里面包含客观的描述,也包括不少"误读"。他们传播中医学的目的是期望弥补西医学的不足和扩宽未来医学发展的空间,并通过帮助西方社会了解中国推动他们在华的传教事业。对近代这一历史现象进行研究,可以发现传教士自身因素对所传播的中医文化的影响,考察传教士传播的中国医学对西方医学和社会产生的影响。研究传教士开展的中医译介活动、动机和产生的影响有益于从总体上认识传教士的历史地位,进而全面评价他们在中国近代中外医学交流过程中的作用。

为了更加客观地认识传教士在中外文化交流中的作用,亟须做一些基础性的建设工作,将传教士在华活动进行具体而微的研究,医学领域亦不例外。如果说传教士将西医学传入中国带有辅助传播宗教的性质,那么传教士自发地将中国传统医学知识译介到西方则更多的是出于对异域文化的好奇和探究,以及对西方医学的反思和完善。这种译介活动除了要求传教士具有较高的汉语语言水平和两种语言翻译转换的技能,还需耗费大量时间、精力及体力,因为中医药的著作多采用古代汉语写就,语言晦涩难懂,普通中国民众理解起来尚有困难,更何况来自不同文化背景的西方传教士。他们往往需要借助中国助手或同行的帮忙,历经几年甚至十余年方能完成某种中医著作的译介工作,他们的努力值得后人对其所做的工作进行挖掘和重新评价。

8.2　丰富近代翻译学的研究内容

中国历史上共出现三次翻译高潮:第一次是东汉至唐宋的佛经翻译,第二次是明末清初的科技翻译,第三次是鸦片战争至"五四"运动时期的西学翻译。[139]其中对第三次翻译高潮的研究主要聚焦于包括西医在内的西方科学知识的翻译与传入,而对于包括中医在内的中国科学知识的翻译与输出则关注较少,究其原因是与此相关的资料在国内数量较少且比较零散,往往掺杂在历史、文化交流史、中医史等研究著作中,未引起学界应有的重视。传教士或出于新奇,或出于资源探索,或出于补充西医之需,所开展的中医译介活动应属于近代科技翻译的一部分,对其译介目的、译介方法及影响进行分析解读,有助于推进对传教士翻译和第三次翻译高潮的研究。

传统的翻译研究注重原文本与目的语文本之间的语言层面上的对等,自 20 世纪末以来,人们开始将目光投向译者和翻译活动所处的社会环境中,更加关注社会语境、意识形态、历史背景等对翻译的影响。[140]与此相适应,本研究在广泛收集国内外相关资料的基础上,运用文献学研究方法,对传教士的近代中医对外译介情况进行探讨,并分析这些活动的特点规律、历史背景及影响因素,探讨这些活动对中医西传、西方汉学研究、翻译理论研究产生的影响。

季羡林曾提出,"把中国文化介绍出去,是十分困难的一件事……在历史上长期的环境影响下,我们中国人的思维模式和思维内容都与西方迥异。想介绍中国文化让外国人能懂,实在是一个异常艰巨的任务,对于这一点我们必须头脑清醒。"[141]中医药文化要走出国门,得到世界各国人民的认可,首先要克服的就是语言和文化障碍,在这方面无论是传教士还是国内学者所做的有益尝试和取得的经验教训都值得我们借鉴和研究。

8.3 研究启示

近代各国传教士本着传播宗教的初衷来到中国,采取"学术传教"的策略把西方的科学知识和技术引入中国,又在深入了解中国的基础上向西方译介中国的文化,在中西文化交流中扮演了重要角色。他们不仅使中西文化、哲学、宗教、科学的实质性接触成为可能,更重要的是,他们所从事的活动因其客观的积极性而成为人类文化交流史上不可忽视的一页而被载入史册。由传教士担任起这种文化交流媒介角色是"历史的唯一合理性选择"[142],在当时中西隔绝、国人对西人成见极深的情况下,能舍家弃业远赴中国并定居下来的只有传教士这一群体,而且近代西方社会不受神学影响的科学家极少。可以说,将宗教与科学融为一身的传教士成为中外文化交流的桥梁和媒介是历史发展的必然选择。

近代传教士在华行医传教过程中亲身经历和目睹了中医的疗效,从而开始研究、了解中医学知识,部分具有较高汉语水平和医学知识的传教士开展了中医译介活动。他们译介的中医学知识除了对中医的整体介绍外,还包括中药本草学、针灸学、法医学、养生保健等内容,在选材上以中药知识居多,反映了他们探索、利用中药资源的目的。近代传教士的中医译介活动呈现出一些特征并受到一些因素的影响,如传教士自身素质、西方教会的压力、语言和文化差异等。对这一历史现象进行梳理和研究将有利于我们重新思考中医西传的方式和内容:中医对外交流不仅需要国人主动参与传播过程,而且要充分考虑到中西医学的特点,发挥中医优势,满足西方需求。

传教士对中国医学的探索随着基督教医学事业在 1949 年前后退出中国而终止,但他们开启的西方认识中医的过程仍在继续,从一定意义上来说,他们是传播中医至西方的先驱。对传教士这一群体的研究离不开历史史实的支撑和客观的审视视角,他们所开展的中西医文化交流活动代表着两种不同价值系统、不同信仰之间的碰撞互动过程,必然受到传教士个体因素和中西方社会时代背景的影响,折射出东西方科学观念差异和利益冲突的尖锐性和复杂性。对传教士的评价是一个复杂的学术议题,应以一分为二的观点来看待:这个群体中既有帝国主义列强侵略中国的帮凶,也有友好严肃的传教者和西学介绍者。他们广泛参与了近代中国的政治、宫廷、文化、教育、外事等领域的事务,发挥的作用各不相同,不可一概而论。具体到医学领域,传教士因个体认识的差异和思维倾向的影响,对中医的译介有符合事实的描述,也有轻率片面的误读,相比较而言,前者比重较大,也是学界近三十年来一直关注的焦点内容。

我们必须看到,传教士的数量毕竟是有限的,他们在历史上的中外文化交流中所发挥的作用到底有多大,是值得思考的问题。顾长声曾指出,"将传教士在中西文化交流中的作用抬到一个不恰当的高度是没有必要的"[143]。19世纪末到20世纪初,来华的传教士中受过正规高等教育的人数虽有,但不是很多。特别是20世纪以后,除传教士外,还有两个群体在从事中外文化交流活动:一个是西方的社会科学和自然科学的学者如杜威、萧伯纳等相继来华开展学术活动,另一个是海外归来的中国留学生,他们在近代中西文化交流中也都做出了积极贡献。

研究传教士中医译介活动的过程也是反思当代中医对外交流得失的过程,深感作为中国本土医学,中医对外交流更应该依靠本国人自己的努力。王吉民先生50年前曾说:"考吾国经史各书,大都有译作。即小说一类,如《三国志》等,亦有译本。独关系人类消长之医书,尚不多见。同志中有欲振兴中医,发扬国粹者,尽秉生花之笔,选重要之书,亟为移译,以供西方学者之研究,而促世界医学之进步,是以吾辈应负之责也。"[144]他的呼吁与见解对今天的我们仍是最好的鞭策。

附　录

附录1:中国医学外文著述列表(按出版地排序)

英国

年份	作者	著述名称	出版地	备注
1676	Busschof, H.	痛风论文集	伦敦	作者系荷兰东印度公司职员,在印度尼西亚时,因自己脚部患痛风十四年,后用艾灸法治好,因此著文介绍灸治痛风法。由荷兰文译成英文。
1683	Ten Rhyne, W.	论关节炎	伦敦	书内第169—191页为针术专论,这是介绍中国针灸术到欧洲最早期的著作之一。
1707	Floyer, sir John	医生诊脉的表	伦敦	全书共分三篇,其中第三篇论述中国脉学,并附有 Cleyer 氏编的《中国医法举例》中关于中国脉学的提要,440页,英文。
1799	Witthoff, S. A.	灸术的应用	伦敦	12页。
1820	Pearson	中国医学史	伦敦	英文。
1821	Avery, J. F.	灸术的应用	爱丁堡	21页。
1821	Churchill, J. M.	针术全书	伦敦	记述中国和日本特有的一种外科手术,现已通用于欧洲。书内介绍针术的施行方法及应用针术获得良好效果的病例,86页,英文。

（续表）

年份	作者	著述名称	出版地	备注
1822	Larrey, D. J. (Translator: Dunglison, R.)	灸术在治疗中的应用	伦敦	原为法文,后由 R. Dunglison 译成英文,并附有译者前言及灸的历史介绍,148 页。
1825	Churchill, J. M.	针术全书	伦敦	针术对风湿病、腰痛、坐骨神经痛取得神速疗效的病例报告。系《针术全书的附录》,101 页,英文。
1825	Boyle, J.	灸术专论	伦敦	介绍关节硬化时灸术的应用,附病例及图片,168 页,英文。
1826	Boyle, J.	灸术的变化应用法	伦敦	用于治疗关节硬化及关节挛缩、慢性风湿病、风湿性痛风、腰痛、坐骨神经痛等疾患,219 页,英文。
1826	Laurent, A.	针术	伦敦	36 页,拉丁文。
1839	Sigmund	茶在医学上和道德上的效用	伦敦	英文。
1846	Wilson, J.	中国医学随笔	伦敦	英文。
1846	Parker, P.	外科业务在中国	英国	英文。
1861	Lockhart, W.	教会医药事业在中国	伦敦	详述外国医生初来中国的经历,1861 年伦敦出版,英文。1863 年在德国符兹堡有德文译文。
1861	Bentham, M. G.	香港植物	伦敦	英文。
1862	Hanbury, D.	中国药物注解	伦敦	1863 年有德文译本。
1863	Gordon, C. A.	从医学观点看中国,1860—1861	伦敦	英文。
1875	不详	汉德生医生纪念册	伦敦	英文。
1876	Hanbury, D.	药物及植物的科学报告	伦敦	英文。
1877	Dudgeon, J.	中国的病症	苏格兰格拉斯哥	英文。

（续表）

年份	作者	著述名称	出版地	备注
1882	Bretschneider, E. V.	中国植物学	伦敦	内容主要是介绍和鉴定中国植物药物，为早期研究中药的一部中药参考书。本书共三卷，卷I于1882年在伦敦出版，228页。卷II于1892年在上海出版，468页。卷III于1895年在上海出版，623页，英文。
1885	不详	国际卫生展览会：中国之部	伦敦	书内共有三篇文章，两篇是有关医学的：1. 关于中国公共卫生的几点意见；2. 中国人的饮食、衣服、住宅与健康的关系。294页，英文。
1885	Schofield, A. T.	施高裴尔医生纪念册	伦敦	英文。
1886 – 1905	Forbes, F. B. & Hemsley, W. B.	中国植物目录	伦敦	全书共三册，附地图一，铜版十三幅。第一册521页，1886—1888年；第二册592页，1889—1902年；第三册686页，1903—1905年；伦敦灵宜学会出版。（英文）
1891	Mrs. Bryson, M. I.	马根济医生传	伦敦	英文。
1895	Mrs. Bryson, M. I.	天津罗伯士医生传	伦敦	222页，英文。
1898	Bretschneider, E. V.	欧人发现中国植物史	伦敦	英文。
1908	Hill, J. K.	何德治医生传	伦敦	英文。
1911	de Gruche, K.	杭州的梅医生	伦敦	叙述杭州广济医院和学校的历史。144页，英文。
1911	Costain, A. J.	满洲杰克逊医生传	伦敦	英文。
1912	Mrs. Christie, D.	奉天杰克逊医生传	伦敦	155页，英文。
1914	Christie, D.	在奉天三十年	伦敦	叙述基督教医生在奉天开办医院及学校的经过，1914年出版，英文。

（续表）

年份	作者	著述名称	出版地	备注
1914	Glover, R.	詹肯医生传	伦敦	英文。
1914	Meyer, F. B.	西安府罗伯逊医生传	伦敦	英文。
1917	O'Nill, F. W. S.	满洲米契尔医生传	伦敦	英文。
1921	Balme, H.	中国和现代医学	伦敦	叙述西医传入中国的历史以及它在中国的发展与前瞻。
1924	Giles, H. A.	洗冤录	伦敦	宋慈著，英国人 Giles 氏译成英文，译文从 1875 年起分期刊登于《中国评论》，1924 年出版单行本，49 页。
1930	de Gruche, K.	杭州梅籘更医生传	伦敦	梅籘更（Duncan Main）是一个典型的英帝国主义利用宗教、文化对我国进行侵略者，他在杭州四十五年开办了所谓医药慈善事业，如广济医院、医校、护士助产学校、麻风院、孤儿院等四十余所，实质上则是为英帝国主义的侵略政策服务。梅籘更依恃帝国主义势力并勾结当时反动统治阶级，强占民房，杭州人民非常痛恨他，给他"笑面老虎"的称号，详情可参阅《青白之广济》《梅籘更侵略实录》等书。
1931	Wilhelm, R.	太乙金华宗旨	伦敦	这是中国古代气功一种，德文汉学家 Wilhelm 氏译成德文并加说明，后由心理学家 Jung 氏注释，英译本系由 Baynes 执笔，151 页。
1931	Waley, A.	一个炼丹术家游记	伦敦	英文。
1934	Gervais, A.	一个外科医生在中国的观感	伦敦	成都天主教医院一外科医生叙述他在四川行医六年的观感。原书为法文。由 Vincent 氏译为英文，302 页。
1936	Alexander, G.	杭州梅籘更医生	伦敦	159 页，英文。

（续表）

年份	作者	著述名称	出版地	备注
1945	Cox, E. H. M.	中国及西藏边境植物采访史	伦敦	1961 年再版, 英文。
1945	Flowers, W. S.	一个外科医生在中国的见闻	伦敦	抗日战争胜利后, 英国红十字会医生在中国各地的见闻, 52 页, 英文。
1947	Sturton, S. D.	从教会医院到集中营	爱丁堡	杭州广济医院医生 Sturton 氏（苏达立）简述他在该院工作 25 年的经历, 特别详述了抗日战争期间对日本侵略军的观感。128 页, 英文。
1954/ 1956/ 1959/ 1962	Needham, J.	中国科学技术史	剑桥大学	英国皇家学会会员 Needham 氏（李约瑟）著, 全书共七大卷, 现已出版四卷。第一卷为引论, 1954 年出版, 318 页; 第二卷为科学思想史, 1956 年出版, 670 页; 第三卷为数学史、天文学史和地学史, 1959 年出版, 875 页; 第四卷为物理学史及工程技术史, 1962 年出版, 434 页; 第五卷为化学与工艺化学史; 第六卷为生物学、农学及医学史; 第七卷为讨论社会背景。《中国科学技术史》是研究中国科学技术史和世界科学技术史的一部有重要参考价值的著作, 本书能够帮助读者较全面地了解中国古代对科学技术的伟大贡献。伦敦出版, 英文。
1956	Waley, A.	袁枚	伦敦	书内载有 18 世纪的中医情况。（英文）
1959	Lawson-Wood, D.	柔术复苏穴位	英国, 具体不详	介绍运动家的标点和姿势, 附照相六帧, 图画三十余幅。英国健康出版社出版发行。（英文）
1959	Lawson-Wood, D.	中国的医疗体系	英国, 具体不详	介绍中国在穴位上按摩的技术, 有图表和索引, 英国健康出版社印行, 95 页, 英文。

（续表）

年份	作者	著述名称	出版地	备注
1959	Wu, Lien-the（伍连德）	鼠疫战士:一个现代中国医生的自传	伦敦	这是前东三省防疫处和全国海港检疫处处长伍连德的自传,伍氏生于 1879 年,卒于 1960 年。667 页,英文。
1962	不详	针术的故事	英国	英国 ARO 研究中心出版。
1962	Mann, F.	针术——中国古代的医术	伦敦	英文

法国

年份	作者	著述名称	出版地	备注
1671	Harvieu, R. P.	中医秘典（脉学）	格勒诺布尔	书内主要论述中国脉学,法文。
1735	Du Halde, J. B.	中国史地年事记录	巴黎	第 Ⅲ 册为《脉诀》,系法国人 P. Hervieu从中文译成法文,译者误为王叔合的《脉经》。《脉诀》尚有英、德文译本。
1767	Fouquet, H.	脉搏的分析	蒙彼利埃	法文。
1774	Dujardin, F.	外科学历史	巴黎	卷 Ⅰ 第 95—98 页论针术,法文。
1776 – 1791	不详	在北京的传教士关于中国科学和译术的记录	巴黎	共 15 卷,其中第 13 卷和 15 卷记录了中国医学。
1781	Buchoz	中国药用植物标本	巴黎	法文。
1787	Vicq-d'Azyr, F.	针术	法国,具体不详	系 Encyclopedie Methodique 医学部分章节。
1801	Sue, Pierre	中国外科概况	巴黎	80 页,法文。
1808	Cothenet, C. J. B.	灸灼与内外科	巴黎	法文。

（续表）

年份	作者	著述名称	出版地	备注
1809	Cretin, J.	灸术的应用与疗效	巴黎	25 页，法文。
1812	Lecointe, L. M.	灸术在内外科中的应用	斯特拉斯堡	14 页，法文。
1813	Remusat, A.	关于中国医史研究	巴黎	法文。
1813	Remusat, Jean-Pierre-Abel	中国舌诊	巴黎	
1813	Morel	论灸术在治疗疾病中的应用；灸术治愈一种肝病的病例等	巴黎	法文。
1815	Valentin, L.	在头部或颈部施行灸灼，治疗某些眼病、头部皮肤病及脑和神经系统疾患时获得良好效果的病例讨论	南锡	176 页，法文。
1816	Berlioz, L. V. J.	论慢性病、泻血术及针术	巴黎	343 页，法文。
1817	Piollet, P.	灸术及其在治疗骨伤中之应用	巴黎	22 页，法文。
1821	Ortiguier, B.	灸术与灼烙的内外科试用及其不同的实施方法	巴黎	法文。
1825	Pelletan, P.	论针术	巴黎	介绍针术的历史、疗效、理论以及在法国圣路易医院中采用针术的经验，32 页，法文。

（续表）

年份	作者	著述名称	出版地	备注
1825	Lacroix, A.	巴黎市立大医院针术治疗病例集	巴黎	19 页,法文。
1825	Sarlandiere, J. B.	电针术,治疗痛风、风湿病及神经疾患的新颖有效方法,以及日本灸术在法国的情况;附中国、朝鲜及日本的主要医疗方法:针术与灸术	巴黎	本书系作者自印,150 页,法文。
1825	Dantu, T. M.	关于针术的几个建议	巴黎	法文。
1826	Cloquet, J.	针术大全	巴黎	法文。
1826	Dantu, T. M.	针术大全,按 J. Cloquet 的观察	巴黎	法文。
1826	Thion, F. G.	关于针术的观察	奥尔良	29 页,法文。
1826	Macron, L. I.	论灸术的作用	巴黎	24 页,法文。
1829	Remusat, P.	针术	巴黎	法文。
1831	Siame, E.	关于针术的试验	巴黎	20 页,法文。
1846	Restelli, A. & Namias, G.	关于电针术及针术的医学通信	蒙彼利埃	15 页。
1847	Soubeiran, L. etDabry	中国药物	巴黎	法文。

（续表）

年份	作者	著述名称	出版地	备注
1849	Julien, S.	公元3世纪初应用冷水治疗疾病的中国式水疗法	巴黎	法文。
1849	Julien, S.	公元3世纪初在中国应用的暂时麻痹感觉的麻醉药	巴黎	法文。
1851	Lapierre, ditDuperron, P. C. A.	灸术	巴黎	39页，法文。
1853	Petrequin	电针的历史	里昂	法文。
1858	Daumas, C.	关于中国医学和医生的记录	格腊斯	
1860	Pauthier, G.	医学、外科学、公共救济所（病院、育婴院）等在中国的设立	巴黎	法文。
1863	Aariviere, A.	中国医学的研究	波尔多	法文。
1863	Dabry, P.	中国医学	巴黎	580页。
1863	Gauthier, G.	在广州两年的医学实践	巴黎	法文。
1863	Debeaux, J. O.	中国药物与药物学简述	巴黎	法文。
1864	Toye, L. M. M.	中国内科、外科记录	蒙彼利埃	法文。
1864	Morache, G.	中国体操疗法	法国，具体不详	法文。

（续表）

年份	作者	著述名称	出版地	备注
1864	Morache, M.	中国妇女脚部的畸形	巴黎	20 页,法文。
1873	Soubeiran, L.	中国药物	法国,具体不详	法文。
1874	Dabry de Thiersant et Soubeiran, L.	中药之研究	巴黎	法文。
1879	Petit, L. H.	金针疗法的起源及其治疗方法	巴黎	法文。
1882	Meyner's d'Extrey	中国的医术	巴黎	法文。
1882	Maris.	中国法医学	巴黎	法文。
1882	Martin, E.	中国法医学	巴黎	法文。
1886	Ozanam, ch.	血液循环和脉搏	巴黎	法文。
1891	Coltman, R. Jr.	中国医学、政治及社会的现在和将来	巴黎	1891 年费城与伦敦出版,212 页,英文。
1899	Le Tellier, A.	略论中国人种学、医学和卫生学	巴黎	法文。
1900	Regnault, J. E.	关于中国和安南应用器官疗法的附释	巴黎	法文。
1902	Regnault, J.	中国和安南的医学和药物	巴黎	内有 494 种药物的中法文对照表,233 页。
1907	Perrot, E. et Hurrier, P.	中国——安南的药物和药局方	巴黎	法文。

（续表）

年份	作者	著述名称	出版地	备注
1910	Jefferys, W. H. & Maxwell, J. L.	华人病症篇	费拉德尔菲亚	详述在中国的常见疾病,包括其特殊症状、诊断、和治疗。1929年上海第二版,530页,英文。
1914	Lucien-Graux	中国文字的特征	巴黎	法文。
1915	Vicent, E.	二十世纪的医学在中国:古老的中国医学	巴黎	316页。
1929	Soulie de Morant, G. et Ferreyrolles, P.	中国针术和近代反射疗法	巴黎	法文。
1930	Ferreyrolles, P. et Soulie de Morant, G.	中国的针与灸	巴黎	法文。
1932	Soulie deMorant, G.	中国针术	巴黎	法文。
1934	Nakayama, T.	在日本实行的针术和中国医学	巴黎	87页,图18幅,书内介绍了针与灸的方法及中医理论。
1934	Soulie de Morant, G.	真正的中国针术	巴黎	法文。
1936	Nguyen Van Quan	实用中国针学	巴黎	126页,法文。
1936	Borrey	中国针术指南	里昂	书内叙述中国针术的施行方法,以及针术与近代物理学方法合并应用的技术,法文。
1945	Adoph, P. E.	中国的外科新语	费拉德尔菲亚	抗日战争期间,一个外科医生在山西长治及河南开封教会医院治疗伤兵的经验。195页,英文。
1947	Lavergne, M. C.	简明实用针学	巴黎	96页,法文。

（续表）

年份	作者	著述名称	出版地	备注
1947	De la Fuye, R.	针术大全	巴黎	共 529 页，二卷。卷一：皮肤痛点及其在诊断和治疗上的应用，附表及彩色解剖图 56 幅。卷二：针术图解，附彩色图表 69 幅，法文。
1948	de la Fuye, R.	中国针术大全	巴黎	法文。
1949	G. Soulie, De Morant	中国的针术	巴黎	法文。
1950	Voisin, H.	实用针术	巴黎	法文。
1950	Bourgeois, G.	核理抗癌与中国针术	巴黎	法文。
1951	Niboyet, J. E. H.	中国针术的试验	巴黎	法文。
1952	Ferreyrolles, P.	中国的针术	里尔	书内介绍针术的历史、中医摄生与诊断疾病的方法、脉学、气与经穴理论、针术与灸术、各经络和穴位及其在治疗上的应用等，法文。
1952	Kalmar, J. M.	针术的实施	巴黎	240 页，18 幅图表，法文。
1952	De la Fuye, R.	现代实用针术	巴黎	186 页，法文。
1954	Chamfrault, A. et Ung Kan Sam	中国医学大纲	法国，具体不详	卷Ⅰ在 1954 年出版，986 页，主要介绍中国针灸术和经络，内有朱琏著的《新针灸学》详为介绍。卷Ⅱ在 1957 年出版，576 页，主要是译述，《内经》《素问》及中国脉学。卷Ⅲ在 1959 年出版，详述中国历代本草。卷Ⅳ在 1961 年出版没论述中国药局方，法文。
1955－1956	de la Fuye, R.	不神秘的中国针术	巴黎	卷一在 1955 年出版，122 页；卷二在 1956 年出版，635 页，法文。
1955	Roi, J.	中国药物全书	巴黎	系作者根据 1942 年出版的《中国药用植物》增改而成，484 页，法文。

（续表）

年份	作者	著述名称	出版地	备注
1955	Niboyet，J.	针术大成	巴黎	法文。
1955	Maury，E，A.	针术六课	巴黎	法文。
1957	Choain，J.	中国医道	里尔	1957 年法国里尔出版,法文。
1957	Huard，P.	欧洲以外的医学	巴黎	内有三篇论及中医与中药:《中国古典医学》《药物学家李时珍》《中西医学的交流》。1957 年巴黎出版,75 页,法文。
1957	Huard，P.	中国古典医学	法国,具体不详	1957 年出版,法文。
1957	Huard，P.	中国古典医学概论	法国,具体不详	1957 年出版,119 页,法文。
1957	Huard，P.	中医的组成	巴黎	1957 年巴黎出版,法文。
1957	Huard，P. et wong，M.（黄光明）	李时珍	法国,具体不详	1957 年法国药学史评论杂志单行本,法文。
1957	Soulie，de Morant，G.	中国针术	巴黎	法文。
1957	Wong，M.（黄光明）	中国药物学发展史	法国,具体不详	黄光明著,博士考试论文。
1957	Wong，M.（黄光明）	中国药物学发展史	法国,具体不详	黄光明著,博士考试论文。
1958	Huard，P. et wong，M.（黄光明）	中国的佛教和医学	法国	法文。
1959	Huard，P. et Wong，M.（黄光明）	中医	巴黎	书内介绍了中国古代至近代的医学,附有伏羲、神农、黄帝的彩色插图,并有华佗手术图、炼丹图、本草图等。

（续表）

年份	作者	著述名称	出版地	备注
1959	Huard, P. et wong, M.（黄光明）	针术的历史	蒙彼利埃	法文。
1959	不详	远东医学史文物展览会目录	巴黎	展览会是 1959 年 10 月 23—31 日在巴黎举行。参加展出者约五十个单位及个人，展品分稿本、印刷、木刻及文物四大部分，其中以中国的展品为最多，106 页。
1959	Niboyet, J.	用针术和某种中国式按摩治疗疼痛	巴黎	法文。
1960	Huard, P.	中医绪论	巴黎	法文。
1960	Wu, Wei-Ping（吴惠平），Lavier, J. 译	中国针灸学	巴黎	吴惠平著，Lavier, J. 由中文译成法文。
1960	De La Fuye, R.	中医穴位的电测法	巴黎	法文。
1961	Baptiste, R.	针术及其历史	巴黎	考试论文。
1962	Grmek, M. D.	中国脉学在西方医学的反映	巴黎	巴黎《生物医学》1962 年 51 专刊，法文。

美国

年份	作者	著述名称	出版地	备注
1830	Lancer, A.	针术	佩斯	40 页，拉丁文。
1831	Feldmann, A. C.	灸术	佩斯	15 页。
1896	Stephens, G. B. & Markwick, W. F.	彼得伯驾的传记、书信和日记	波士顿	按：伯驾是美帝国主义以医药及宗教为外衣派来中国进行侵略之实的先遣帝国主义分子，中美不平等条约是他起草的，362 页，英文。
1899	Blasdale, W. C.	关于一些中国植物的叙述	华盛顿	英文。

（续表）

年份	作者	著述名称	出版地	备注
1919	Laufer, B.	中国伊兰卷	芝加哥	书内叙述中国对古代伊朗文化史上的贡献，尤其是有关栽种植物的历史，英文。
1920	Bailey, L. N.	中国植物集	纽约	英文。
1923	Rehder, A.	华北木质植物志	波士顿	英文。
1927	McCartney, J. L.	中国军医	华盛顿	英文。
1929	Latourette, K. S.	中国基督教会史	纽约	本书分31章，详述各教会在中国传教和发展的情况（包括医药方面）。1929年纽约出版，930页，英文。
1930	Rakusen, C. P.	中国的光学	纽约	英文。
1931	Haynes, C. K.	眼镜的传说和历史	美国，具体不详	大部分介绍中国有关眼镜的文献。视力测量学会会刊单行本，20页，英文。
1934	Wu, L. C. (Translated)	论金丹及黄金术	波士顿	葛洪《抱朴子》第四章及第十六章的英译本，64页。
1939	Fearn, A. W.	我强健之时	纽约	一个美国女医生在中国行医四十年的经历，297页，英文。
1940	Hume, E. H.	中医之道	巴尔的摩	Hume氏（胡美）在霍布金大学医史研究所教学的讲稿。1940年美国巴尔的摩出版，189页，英文。
1940	不详	中国炼丹术	纽约	汽巴文献集第二卷第七号，30页，英文。
1941	Snapper, I.	西医从中国医学得到的经验教益	纽约	380页。
1941	Homer, J.	中国的曙光	纽约	一个新闻女记者叙述她在抗日战争期间经过了种种艰险访问沦陷区及自由区各地医院和救护机关的报道，英文。

（续表）

年份	作者	著述名称	出版地	备注
1943	Lui, G.	中国医生的秘诀	加利福尼亚	洛杉矶一开业中医和一个外国记者合写,书中内容贫乏且多错误。1943年加利福尼亚出版,165页,英文。
1943	Hsu, L. K.	魔术与科学在云南西部	纽约	关于介绍科学医到乡村的问题,英文。
1944	Sze, S. M.（施思明）	中国的卫生问题	华盛顿	76页,英文。
1946	Hume, E. H.	东方医,西方医	纽约	书内叙述开办长沙湘雅医学院及附属医院的经过。有中文译本,书名为《医道同一》,1949年上海大东书局出版,278页。
1946	Powell, L. S.	抗日战争时期一个外科医生在中国的经历	堪萨斯	233页,英文。
1949	Veith, I.	黄帝内经	巴尔的摩	美国Veith氏将"素问"第1—34章译成英文并加评注,253页。
1950	Hume, E. H.	勇敢的医生	纽约	全书共十九章,分四部分:(一)非洲之部。(二)印度之部。(三)中东与近东之部。(四)中国之部。全书系宣传基督教医药事业的书籍。中国之部有开办医院、设立医院、设立医校、编译医书等方面的简述,对于帝国主义利用医药文化进行侵略活动的记载,可供侧面参考。297页。(英文)
1952	Allan, T. & Gordon.	外科小刀和剑	波士顿	(白求恩大夫的故事)中文译本由巫宁坤、杨善荃合译,1954年上海平明出版社印行。
1959－1960	Wu, D.	纪念吴宪	波士顿	吴宪系我国著名的生物化学家,为Folin-Wu试验法的合创人。(英文)
1961	Moore, R. S.	中国医生:米拉医师的生平	纽约	米拉系美国安息复临会的传教医生,以甲状腺手术驰名,该会在上海、武昌、广州所设的卫生疗养院皆系米拉氏所主持开设。(英文)

德国

年份	作者	著述名称	出版地	备注
1676	Geilfusius, B. W.	灸术	马尔堡	德文。
1680	Boym, M.	医匙和中国脉理	法兰克福	拉丁文。
1682	Cleyer, A.	中国医法举例	德国法兰克福	内载有卜弥格译述的中国脉学，此外还有中医舌苔及 289 种中药的介绍，书后附有经络、脏腑插图 68 幅。
1683	Gehema, J. A.	应用中国灸术治疗痛风	汉堡	书内介绍灸术是当时治疗痛风的最优良、迅速、安全和合适的方法，108 页，德文。
1690	Blankaart, S.	痛风专论	莱比锡	书内曾论及中国和日本民间流行的针术和灸术，特别指出它们在治疗风湿病的效果。1684 年荷兰阿姆斯特丹出版，1690 年德文译本。
1712	Kampfer, E.	海外珍闻录	伦哥	德文。
1810	Rehmann	有关接生法的两篇中国论文	彼得堡	德文。
1825	Scheider, C. A. L.	针术	柏林	32 页。
1826	Von derheyden, C. G.	针术	波恩	21 页，拉丁文。
1826	Heymann, C. F.	灸术	柏林	31 页，拉丁文。
1826	Woost, G. E.	论东方的针术	莱比锡	47 页，拉丁文。
1828	Beck, D.	针术的研究	慕尼黑	40 页，德文。
1828	Turk, I.	针术	德国，具体不详	64 页，拉丁文。
1830	Eupen, P. J.	针术的动物试验	德国，具体不详	13 页。

（续表）

年份	作者	著述名称	出版地	备注
1831	Ideler，K. W.	灸术	柏林	42 页。
1832	Kerber，T.	针术	萨克森	34 页。
1833	Girgensohn，J.	灸术	多尔巴特	30 页。
1858	Tatarinov，A. A.	中国医学	柏林	
1898	Breitenstein，H.	中国法医学	德国，具体不详	德文。
1901	Diels，L.	华中植物	德国，具体不详	德文。
1908	Wang-In-hoai.	中国法医学	莱比锡	德文。
1910	Olpp，G.	中国医学，特别是关于热带病理学的详细报道	莱比锡	德文。
1913	Hubotter，F.	中国药物学	柏林	德文。
1913	Hubotter，F.	西藏、蒙古药物学论文集	柏林	1913 年柏林、维也纳出版，德文。
1913	Hubotter，F.	寿世篇	柏林	清、尤乘辑，Hubotter 氏译成德文，1913 年柏林-维也纳出版。
1914	Vortisch-van Vloten，H.	中国病人和他们的医生：一个德国医生的经历	德国，具体不详	德文。
1922	Klautke，P.	中国有用的动物和植物	汉诺威	德文。
1929	Hubotter，F.	中华医学	莱比锡	作者 Hubotter 氏（徐宝德）是柏林大学医学史副教授，对中国医学曾研究多年。书内除介绍了中国医学外，还翻译了《难经》《濒湖医学》等篇，1929 年于莱比锡出版，356 页，德文。

（续表）

年份	作者	著述名称	出版地	备注
1939	Kiang, L. K.	中国古代的体操	符次堡	59 页，德文。
1952	De la Fuye, R. & Schmidt, H.	现代针学、理论与操作法	什图特加特	本书为德文译本，140 页，图 8 幅。
1952	Scheidt, W.	应用 Scheidt 氏"传导论"来看针术	汉堡	75 页，德文。
1953	Stiefvater, E. W.	针术——神经性疗法	萨尔高	246 页，图 12 幅，德文。
1954	Zimmermann, W. und Leung, T. S.（梁铁生）Munich，1954	中国的哲学和医术	明亨（慕尼黑）	1954 年德国明亨（慕尼黑）出版，52 页，德文。
1954	Leung-Tit-Sang（梁铁生）	针术与艾灸术	慕尼黑	86 页，33 图，德文。
1954	Busse, E & Busse, P.	针术入门	慕尼黑	56 页，15 图，德文。
1955	Stiefvater, E. W.	Ten Rhyne 氏的针术	乌尔姆	50 页，德文。
1955	Mosig, A. & Schramm, G.	中药和《本草纲目》的意义	柏林	书内首先简介中国历代本草药物的丰富，其次谈到《本草纲目》在药学上的意义，最后将主要药品三百多种分中外名称、学名、备注等按字母排成表格，以便查阅，72 页，德文。
1956	Yanagiya, S.	家传针刺术	乌尔姆	德文。
1956	Karow, O.	绍兴本草画图	累弗尔库曾	德文。
1957	Lang, W.	针术和神经系统	乌尔姆	德文。

（续表）

年份	作者	著述名称	出版地	备注
1957	Boenheim, F.	从黄帝到哈维	民主德国	著者为原民主德国莱比锡卡尔马克思大学教授。书内谈到中国人至少在两千年前就已认识到血液循环，并且中国人始终认为呼吸与心脏之间有密切的关联。60页。（德文）
1959	Bachmann, G.	针术治疗法则	乌尔姆	德文。
1960	Eickelmann, R. W.	针术入门、中国针术之实用	慕尼黑	德文。
1961	Veith, I.	医学在西藏	累弗尔库曾	英文。

中国

年份	作者	著述名称	出版地	备注
1854	Hobson, B.	一本标准的中药书目录	广州	英文。
1855	Harland, W. A.	洗冤录杂记	香港	英文。
1858	Hobson, B.	医学英华字释	上海	65页，298条。这是第一部英文与中文对照的医学词典。
1867	Wylie, A.	中国传教士纪念册	上海	内有早期基督教会医生及其著作的记载，英文。
1869	Kerr, J, G.	医学在中国	广州	英文。
1870	Bretschneider, E. V.	中国药物书籍的研究和价值	福州	英文。
1871	Smith, F. P.	中国药料品物略释	上海	所载药物约在千种，大部分取材于《本草纲目》，227页，英文。
1881	Bretschneider, E. V.	早期欧洲人对中国植物的研究	上海	英文。
1885	MacGowan, D. J.	中国的体操疗法	上海	内容大部分系翻译《卫生要旨》一书，英文。

（续表）

年份	作者	著述名称	出版地	备注
1889	Morgan, F. A.	中药一览表	上海	英文。
1895	Dudgeon, J.	功夫,医学体操	天津	英文。
1899	Park, W. H.	一百多名医生对于鸦片在中国的评论	上海	95 页,英文。
1905	Cousland, P. B.	英中医学词典	上海	这是一部正式的英中医药字典,初版于 1905 年刊行,经数十年的修订增改,形成现在医学方面的主要工具书之一。
1908	Peil, J.	沧州一良医	中国,具体不详	159 页,英文。
1910	塔塔里诺亚	评中医手术及水疗时镇痛方法的运用	北京	俄文。
1910	Kawakami, T.	台湾植物	中国,具体不详	英文。
1911	Hayata, B.	台湾植物图谱	台湾	
1911	Stuart, G. A.	中国药物:本草部	上海	内容大致采译《本草纲目》第12—37卷之药品,按照拉丁字母次序排列,有中英文及植物名称三种索引,检阅方便,588 页。(英文)
1912	Yabe, Y.	南满植物志	大连	英文。
1915	Rasmussen, O. D.	古代中国的眼镜	天津	33 页,英文。
1917	Braun, H.	汉口及其他长江口岸输出的中药一览表	上海	英文。

（续表）

年份	作者	著述名称	出版地	备注
1917	Couling, S.	中国百科词典	上海	内有关于西医在中国的记录，如医药传道会、博医会、中华医学会等的组织和沿革，有各教会医院、医校及医事统计，还有药用植物的介绍，629 页。（英文）
1922	北京国际反鸦片协会	向鸦片开战	天津	250 页，英文。
1922	Shirokogoroff, S. M.	华北人类学	上海	英文。
1923	Faust, E. C.	中国及附近地区人体肠虫的分布和区别	上海	42 页，英文。
1923	Watson, E.	中国的主要商品（药材）	上海	英文。
1924	Stephenson, G. E.	医护界开创人传略	上海	内有我国护士伍哲英、钟爱思的传记，52 页，英文。
1925	Kung Yee Society	广东公医院及公医学校简史	广州	1925 年广州出版，35 页。（英文）
1925	Shirokogoroff, S. M.	中国人的发育程序	上海	英文。
1926	Read, B. E.	中国古代医学	北京	1926 年北京出版，12 页。（英文）
1926	Simpson, C. E.	为中华护士学会周游中国	上海	叙述中华护士学会创办的历史和各地护士学校的情况。1926 年上海出版，250 页。（英文）
1926	Peter, W. W.	卫生广播在中国	上海	89 页，英文。
1926	Hoh, G.（郝更生）	中国体育概论	上海	内有中国历代体育发展简史，314 页。（英文）
1928	Morse, W. R.	紫霞中的三个十字架	上海	叙述开办成都华西协和大学的历史，1928 年上海出版，306 页。（英文）

（续表）

年份	作者	著述名称	出版地	备注
1928	Read, B. E. & Pak, C. （卜柱秉）	本草纲目:金石部	北京	120 页,英文。
1928	Johnson, O. S.	中国炼丹术考	上海	156 页,英文。
1929	Bradshaw, H. V.	中国对医学的贡献	广州	岭南科学杂志单行本。（英文）
1930	Read, B. E.	医院会话及中国医史大纲	北平	1930 年北平出版,79 页。（英文）
1930	Read, B. E.	中国药用植物——麻黄	北平	28 页,英文。
1930	Lo, J. H.（罗荣勋译）	寿身小补	广州中山大学	英文。
1931	Read, B. E.	本草纲目:兽部	北平	102 页,英文。
1932	奇乌拉斯娅	人参	哈尔滨	俄文。
1932	Read, B. E.	本草纲目:禽部	北平	李时珍著,Read 氏译,112 页,英文。
1932/ 1936	Wong, K. C. & Wu, L. T. （王吉民、伍连德）	中国医史	天津,上海	1932 年天津初版,706 页。1936 年上海出版增订本,906 页。（英文）
1933	不详	苏州博习医院五十周年纪念册	苏州	1933 年苏州出版。（英文）
1933	Read, B. E.	本草纲目:鳞部	北平	李时珍著,Read 氏译,66 页,英文。
1934	Liang, P. K.	中国医学发展史略	天津	作者在天津协和社会文艺社演讲记录。1934 年天津出版,30 页。（英文）
1934	Harris, W. P.	中国护理学大事年表	上海	38 页,英文。

（续表）

年份	作者	著述名称	出版地	备注
1934	Wu, L. T., Chun, J. H.,（陈永汉）Pollitzer, R. & Wu, C. Y.	霍乱概论	上海	全书分四篇。第一篇叙述中国霍乱的历史、定名、霍乱的流行分布以及气候状况等，上海海港检疫处出版，197 页，插图 23 幅，英文。
1934	Mcclure, F. A. & Hwang Tsui-mae.	广州草药店的药材	广州	岭南大学出版，32 页，英文。
1934	Snell, J. A.	中国近代医院效率的调查	上海	中华医学会专题报告丛刊第一种，93 页。（英文）
1934	Morgan, E.	淮南子	上海	Morgan 氏将《淮南子》中与炼丹术有关的八章用英文译出。
1935	不详	国立中山大学简史	广州	1935 年广州出版，160 页。（英文）
1935	不详	上海西门妇孺医院五十周年纪念册	上海	1935 年上海出版，47 页。（英文）
1935	不详	广州博济医院创立百周年纪念	广州	1935 年广州出版，33 页。（英文）
1935	Cadbury, W. W. & Jones, M. H.	在外科刀尖之上	香港	广州博济医院成立一百年的历史。1935 年香港出版，304 页。（英文）
1935	Collard, J. A.	澳门早期的医药事业	澳门	1935 年澳门出版，24 页。（英文）
1935	Rose, G.	埃及和中国血吸虫病问题	上海	中华医学会专辑报告丛刊第二种，86 页，英文。
1935	Read, B. E. & Liu, J. C.（刘汝强）	本草新注	北京	根据 1927 年第二版加以扩充改编，并增收 30 种药品，共计 898 种，1935 年改由北京中国植物学会出版，389 页，英文。

（续表）

年份	作者	著述名称	出版地	备注
1935	Gear, H. S., Li, T. Y., Dju Yu Bao, & GEAR, J.	上海的工业卫生：印刷业的卫生调查	上海	中华医学会专题报告丛刊第四种，27页，英文。
1935	Lamson, H. D.	社会病理学在中国	上海	607页，英文。
1936	不详	北京同仁医院五十周年纪念册	北京	1936年北京出版，20页，英文。
1936	Wu, L. T., Chun, J. H., （陈永汉）Pollitzer, R. & Wu, C. Y.	鼠疫概论	上海	书内有一章详细叙述鼠疫在中国的流行历史，上海海港检疫处出版，548页，插图103幅，英文。
1936	Anderson, H. G.	中国人胸腔内的结核病	上海	中华医学会专题报告丛刊第五种，94页，英文。
1936	Read, B. E., Hatem, S. G., Dju, Yu Bao & Lee, Wei Yung	上海的工业卫生：镀铬和磨光业的工业卫生研究	上海	中华医学会专题报告丛刊第六种，47页，英文。
1936	Lee, W. Y., Reid, E. & Read, B. E.	上海的工业卫生：上海工厂的饮食	上海	中华医学会专题报告丛刊第七种，37页，英文。
1937	Maxwell, J. L.	中国实用麻风病手册	上海	109页，英文。
1937	Read, B. E.	本草纲目：介部	北平	李时珍著，Read氏译，95页，英文。
1937	Platt, B. S. & Alley, R.	上海的工业卫生：在工业上的铅和锑	上海	中华医学会专题报告丛刊第九种，33页，英文。
1938	不详	天津马根齐医院简史	天津	1938年天津出版，25页。（英文）

（续表）

年份	作者	著述名称	出版地	备注
1938	Committee on Nutrition	中国民众最低限度之营养需要	上海	中华医学会专题报告丛刊第十种,32 页,英文。
1939	Read, B. E.	本草纲目:鳞部	北平	李时珍著,Read 氏译,136 页,英文。
1939	Gear, H. S.	中国流行病学和发展率的调查	上海	中华医学会专题报告丛刊第十一种,182 页,英文。
1939	Hou, H. C., Mar, P. G., Ni, T. G. & Read, B. E.	上海营养的研究	上海	中华医学会专题报告丛刊第十二种,92 页,英文。
1939	Read, B. E.	上海常见的食用鱼类	上海	介绍上海常见的食用鱼类,列举每种鱼所含的维生素成分与营养价值,有中文名称和插图,52 页,英文。
1940	Read, B. E.	中华国产药物	上海	中华医学会专题报告丛刊第十三种。选择确定有功效的国药 133 种加以叙述,27 页,英文。
1940	Read, B. E. & Wagner, W.	上海的蔬菜	上海	介绍上海市场 84 种蔬菜,注明其营养价值,附图 94 张,31 页,英文。
1941	Elliston, E. S.	上海仁济医院九十五年的历史	上海	1941 年出版,65 页,英文。
1941	D'elia, Paschal M.	天主教在中国	上海	叙述天主教传入中国的历史,并附有 1933 年中国天主教医药方面的统计。1941 年上海出版,118 页,英文。
1941	Read, B. E.	本草纲目:虫部	北平	李时珍著,Read 氏译,213 页,英文。
1941	Lee, W. Y. & Dju, Yu Bao	上海的工业卫生:棉纱厂工人健康调查	上海	中华医学会专题报告丛刊第十四种,59 页,英文。

（续表）

年份	作者	著述名称	出版地	备注
1942	Roi, J.	中国药用植物	上海	共收集中药 201 种,其中选译《本草纲目》药物约 40 种,并加附注,法文。
1942	Read, B. E.	中国可食的植物和果品	上海	中华医学会专题报告丛刊第十五种,27 页,英文。
1943	Weidenreich, F.	北京人的头颅骨	中国,具体不详	英文。
1944	Lindsay, A. W.	牙医行政指南	成都	英文。
1945	Dai, D. S. K.	牙医在中国	南京	17 页,英文。
1945	Agnew, R. G.	战后中国的牙医教育	南京	48 页,英文。
1946	Read, B. E.	救荒本草中的实物	上海	朱橚编著,英人 Read 氏（伊博恩）译述,书内共载 414 种植物,译者将其定学名与化学分析,90 页。（英文）
1946	Read, B. E., Lee, W. Y. & Cheng, J. K.	上海食物	上海	中华医学会专题报告丛刊第八种,书内介绍了上海 477 种食物的名称及营养成分,并且附有 253 篇参考文献索引,1937 年上海出版,1946 年修订版,117 页,英文。
1947	Chen, Y. K. （陈炎林）	太极拳的功效和实际应用	上海	184 页,英文。
1949	Rasmussen, O. D.	中国人的视力和眼镜	天津	1915 年天津初版,1949 年增订本,英文。
1950	Wong, M. （黄雯）	内经,中医的经典著作	上海	黄雯氏将《内经》重要部分节译成英文,并加评注,中华医学杂志医史专号单行本,33 页。
1950	Wong, K. C. （王吉民）	外科刀与十字架	上海	50 个在华外籍传教医生的像传,160 页,英文。

（续表）

年份	作者	著述名称	出版地	备注
1953	阿林	中医的药用昆虫	哈尔滨	俄文。
1953	Huard，P. et Durand，M.	懒翁和中越医学	中国，具体不详	懒翁名黎有卓，是越南著名医学家，他的医学著作在理论方面多采用《内经》，药物多采用中药。这本书主要是介绍懒翁所撰的《海上医宗心领》
1959	不详	中国针灸疗法	北京	20 页，俄文。
1959	Dschang，Hui-djian	李时珍	北京	张慧剑编著中文《李时珍》的德文译本，76 页。
1960	Dschang，Hui-djian	李时珍	北京	张慧剑编著中文《李时珍》的英文译本，68 页。
1960	Dschang，Hui-djian	李时珍	北京	张慧剑编著中文《李时珍》的法文译本，59 页。
1961	Lin，chih-ping & others	中国科学史讨论集	香港	共二卷，（中国研究丛刊之一国际版），英文。

俄罗斯

年份	作者	著述名称	出版地	备注
1856	Tatarinov，A. A.	中药目录	彼得堡	编译者为俄国驻华使馆的医官，本书曾用拉丁文选译 500 种本草药物，药名并有俄文音译，65 页。
1876	布亚谢茨基	论中国的卫生条件和医学	莫斯科	俄文。
1878	科尔涅夫斯基	关于中国医学的一些史料	梯弗里斯	俄文。
1882	布亚谢茨基	中国人的生活状况和疾病治疗	莫斯科	俄文。
1913	亚历山德拉	谈谈中医学	海参崴	介绍了人参、鹿茸等药物及中国人的生活状况。

（续表）

年份	作者	著述名称	出版地	备注
1914	杰梅里	论移植于俄罗斯的中国大黄的质量问题	托木斯克	俄文。
1948	维亚济门斯基	中国医学	俄国，具体不详	1948年出版，俄文。
1956	钱信忠	中华人民共和国的卫生事业	莫斯科	182页，俄文。
1957	瓦格拉里克	论中医的基本原理及其现代意义	高尔基市	1957年高尔基市出版，俄文。
1957	布列赫曼	人参	列宁格列	介绍人参用作药物的历史、人参的栽培、化学成分、药理作用以及医疗效能等。1959年北京出版中文译本。
1957	阿夫里卡诺夫	中国医疗在兽医中的应用	苏联乌利扬诺夫斯科	俄文。
1958	朱颜	中国古代的医学成就	莫斯科	本书是朱颜著《中国古代的医学成就》的俄文译本。
1958	卡拉斯诺谢里斯基	中国古代老人卫生体操。	莫斯科	俄文。
1959	沃克拉里克	谈谈中国医学	高尔基市	书内谈到中国的医学史、著名医学家、脉学、针灸疗法、中药及华佗的"五禽戏"等。1959年高尔基市出版，俄文。
1959	阿列克先卡	中国人民医药事业概述	基辅	
1959	钱信忠	中华人民共和国的保健与医学	莫斯科	
1959	钱信忠	中国医学	莫斯科	

（续表）

年份	作者	著述名称	出版地	备注
1959	谢马什卡	医学史问题	莫斯科	第六分册是《外国医学史问题》，内曾介绍中国伟大医学家李时珍及其编著的《本草纲目》。178页，俄文。
1959	朱琏	新针灸学	莫斯科	270页，由中文译成俄文
1959	沃格拉利克	针灸疗法	高尔基市	134页，俄文。
1959	鲁谢次基	中国针刺疗法	喀山	俄文。
1959	瓦赫,卡尔利娜,克拉里,潘克拉托夫,鲁多瓦,菲什曼	汉学——中国古代文化概论	列宁格勒	书内第296—302是介绍中国古代的医学成就,俄文。
1960	费多罗夫	中国医学简述	莫斯科	俄文。
1960	伊布拉基沃夫,伊布拉基莫娃	中医的主要药物	莫斯科	412页,俄文。
1961	沃格拉利克,维亚济门斯基	中医学简述	莫斯科	俄文。
1961	沃格拉利克	中国针灸疗法的原理	高尔基市	俄文。

日本

年份	作者	著述名称	出版地	备注
1883	Tsudsioka, S. & Murai, J.	日本和中国的药物	东京	
1915	Matsumra, J.	中国植物的名称	东京	
1924	Hubotter, F.	中国医生及医书指南	熊本	67页,306条。

（续表）

年份	作者	著述名称	出版地	备注
1925	Kimura, Y.	中国、日本天然药物的本质	东京	
1927	Hubotter, F.	仓公华佗传	东京	司马迁撰，Hubotter 氏译成德文，48 页。
1933	Hubotter, F.	中国的医药治疗	东京	德文。

意大利

年份	作者	著述名称	出版地	备注
1834	Da Camin, F.	论针术、附电针疗法	威尼斯	45 页，意大利文。
1847	Da Camino, F. S.	针术的操作方法和注意事项	威尼斯	27 页，意大利文。
1847	Da Camino, F. S.	针术和电针的观察	威尼斯	34 页，意大利文。
1958	Orlandini, P.	皮肤针刺术	罗马	意大利文。

奥地利

年份	作者	著述名称	出版地	备注
1866	Pfizmaier, A.	张机脉学	维也纳	德文。
1866	Pfizmaier, A.	中国病理学中的兴奋剂	维也纳	德文。
1656	Boym, M.	中国植物志	维也纳	作者系十七世纪波兰耶稣会在华的传教士，熟习数理、博物学。本书选译了部分重要，这是将中国的本草介绍到欧洲的第一本书，拉丁文。

新加坡

年份	作者	著述名称	出版地	备注
1959	Hoeppli, R.	早期医学及科学上的寄生虫和寄生虫感染	新加坡	作者在北京协和医学院担任寄生虫学教授多年,全书分上、中、下三篇,中篇多叙述中国寄生虫的文献记载,526 页,英文。
1929	Hooper, D.	中国药物:在马来西亚中药店里药材	新加坡	163 页,英文。

印度尼西亚

年份	作者	著述名称	出版地	备注
1781 – 1847	Siebold, P. F.	针术记录	雅加达	法文。
1863	de Grijs, C. F. M.	洗冤录	巴达维亚	宋慈著的《洗冤集录》,由 de Grijs,氏译成荷兰文。

瑞典

年份	作者	著述名称	出版地	备注
1788	Hallman, J. G.	灸灼在医学上的应用	乌普萨拉	

捷克

年份	作者	著述名称	出版地	备注
1836	Duchek, J.	灸术	布拉格	
1839	Krziwaneck, J.	电与针术	布拉格	300 页。

爱尔兰

年份	作者	著述名称	出版地	备注
1827	Wallace, W.	关于灸术的生理作用	都柏林	148 页,英文。

印度

年份	作者	著述名称	出版地	备注
1962	不详	医学的理论和哲学	德里	特别关于希腊、阿拉伯、古印度和中国的医学。1962 年德里医史研究所出版。

瑞士

年份	作者	著述名称	出版地	备注
1907	Ebert, F.	中国药物的宝藏, 果实与种子	苏黎世	

附录 2: 近代英文医学期刊、报告统计列表（按时间排序）

年份	期刊、报告名称	创办（编著）机构	简况
1835	广州博济医院报告	广州博济医院	英文出版，持续时间为 1835—1935。
1845	中国医药传道会会报	中国医药传道会	英文出版，持续时间为 1845—1864。
1887	中华医学杂志（外文版）	博医会	原为《博医会报》，1907 年改名为《中国医学杂志》，1932 年博医会与中华医学会合并后改名为《中华医学杂志（外文版）》，是中国医学期刊中历史最悠久的。
1909	北京协和医院杂志（年刊）	北京协和医院	英文。
1911	香港卫生局杂志（年刊）	香港卫生局	英文。
1911	东三省防疫报告大全书（两年刊）	东三省防疫处	共出七册，英文。
1912	东三省万国防疫研究会报告	不详	马尼拉出版，483 页，英文。
1915	中华医学杂志（双月刊）	中华医学会	分为中英文两部分。1932 年英文部分与《博医会报》合并，改名为《中华医学杂志（外文版）》。
1915	医学在中国	中华医学会	中国现代医学教育的调查（洛克菲勒基金医事委员会报告），纽约出版，113 页，英文。
1918	奉天医学院杂志	奉天医学院	英文。
1918	上海工部局卫生处杂志（年刊）	上海工部局卫生处	英文。

（续表）

年份	期刊、报告名称	创办（编著）机构	简况
1920	中华护士杂志（季刊）	中华护士学会	中英文。
1922	香港大学医学会杂志（季刊）	香港大学医学会	英文。
1922	中华归主	Stauffer, M. T.（司德敷）主编	该书系外国教会传教士、职员等三十余人，用了四年时间在中国调查所得资料编成，内容甚为丰富，凡与基督教有关的材料都有详细叙述，包括其沿革、统计数字与图表等。全书共分十五篇，其中第十二篇为医学方面的材料。本书是研究基督教在中国利用宗教进行种种政治、经济尤其是文化间谍活动的主要文献。上海出版，八开大本，598 页，112 幅图表。（英文及中文本各一种）
1923	满洲医学杂志	满洲医学会	英文。
1924	卫生杂志（季刊）	中华卫生教育会	中英文。
1925	同济医刊（月刊）	上海同济大学医学院	中德文。
1927	麻风杂志（季刊）	中华麻风救济会	1943 年停刊，中英文。
1927	中国生理学杂志（季刊）	中国生理学会	1941 年停刊，英文。
1928	中国医界指南（两年刊）	中华医学会	中英文。
1931	震旦医刊（双月刊）	上海震旦大学医学院	中法文。
1931	远东医药杂志（月刊）	不详	俄文。
1931	海港检疫管理处报告书（年刊）	海港检疫管理处	1937 年停刊，英文。

（续表）

年份	期刊、报告名称	创办(编著)机构	简况
1931	中国医学校的调查报告	Faber, K.	日内瓦联合国卫生组出版。
1932	不定期刊	中华医学会教会医事委员会	1948 年停刊,英文。
1932	周祷(年刊)	中华医学会	内有中国教会医院、病床、医生、护士、职员以及就诊人数的统计,1946 年停刊,英文。
1933	中国教会医药事业的调查总结报告	Lennox, W. G.	纽约出版,英文。
1934	雷氏德医学研究院杂志(年刊)	上海雷氏德医学研究院	英文。
1935	中国牙医杂志(季刊)	中华齿科医学会	中英文。
1935	中国病理及微生物学会会报(年刊)	中国病理及微生物学会	英文。
1935	中国防痨协会杂志(季刊)	中国防痨协会	中英文。
1936	中国医报(月刊)	不详	上海出版,德文。
1936	临床医学(季刊)	上海医学会	1941 年停刊,共出六卷,英文。
1938	进步的医疗(不定期刊)	上海新亚化学制药厂	1941 年停刊,共出三卷,英文。
1939	远东医学杂志	不详	1940 年停刊,英文。
1940	上海节育研究社杂志(季刊)	上海节育研究社	中英文。
1941	东方医学杂志(月刊)	不详	英文。
1942	防痨杂志(月刊)	上海防痨协会	中英文。

（续表）

年份	期刊、报告名称	创办（编著）机构	简况
1944	医学评论（月刊）	上海医学会	英文。
1945	香港中华医学会会刊	香港中华医学会	英文。
1946	华大牙医学杂志（双月刊）	华西协和大学牙医学院	英文。
1948	中国教会医事概览	Wong, K. C. & Flowers, W. S.	1947年全国教会所办的医院、医学校、护士学校及麻风病院等的统计，并附有当时在我国的外国医生名录，上海出版，42页。（英文）

参考文献

［1］季羡林.东学西渐丛书［M］.石家庄:河北人民出版社，1999:1.

［2］马伯英.中国医学文化史(下卷)［M］.上海:上海人民出版社,2010:744.

［3］马伯英.中国医学文化史(下卷)［M］.上海:上海人民出版社,2010:12.

［4］王立新.美国传教士与晚清中国现代化［M］.天津:天津人民出版社,2007:8

［5］陈邦贤.中国医学史［M］.北京:团结出版社,2006:146.

［6］王吉民,伍连德.中国医史［M］.上海:上海辞书出版社,2009:4.

［7］邓铁涛,程之范.中国医学通史［M］.北京:人民卫生出版社,2000:1.

［8］维基百科.http://zh.wikipedia.org/wiki/传教士,2014.8.15.

［9］曹增友.传教士与中国科学［M］.北京:宗教文化出版社,1999:1.

［10］廖育群等.中国科学技术史(医学卷)［M］.北京:科学出版社,1998:480.

［11］邓铁涛,程之范.中国医学通史近代卷［M］.北京:人民卫生出版社,2000:6

［12］牛喘月.从西方第一次"针灸热"看语言与翻译问题对中

医西传的影响[J].中西医结合学报,2004（1）:78—80.

[13] 白鸽,杜敏.近代西方来华传教士译介活动及其对语言变革的影响[J].西北大学学报(哲学社会科学版),2012(5):164—167.

[14] 马飞.晚清来华传教士德贞研究[D].山东大学,2009.

[15] 王绍祥.西方汉学界的"公敌"[D].福建师范大学,2004.

[16] 朱小俐.基督教女传教士在山东活动述论(1860—1920)[D].山东师范大学,2001.

[17] 胡国祥.近代传教士出版研究(1807—1911)[D].华中师范大学,2008.

[18] 黄世相,李海燕.明清时期西方传教士成为中西文化交流载体原因再探讨[J].江西师范大学学报(哲学社会科学版),2006(2):29－34.

[19] 陶飞亚.登州传教士与近代中西文化交流[J].山东大学学报(哲学社会科学版),1992(4):101—116.

[20] 高黎平.近现代美国传教士在华百年西学翻译[J].外国语言文学,2006(3):192—197.

[21] 刘晓多.近代来华传教士创造办报刊的活动及其影响[J].山东大学学报(哲学社会科学版),1999(2):29—32.

[22] 张西平.百年利玛窦研究[J].世界宗教研究,2010(3):69—76.

[23] 刘春华.基督教新教传教士与近代山东西医科学(1860—1937)[D].山东师范大学,2004.

[24] 窦艳.传教士与明清之际的中西医交流[D].山东师范大学,2009.

[25] 徐锦华."医术"和"医学"——新教医药传教士眼中的"中医"形象初探(1840—1911)[D].上海大学,2008.

[26] 高晞.德贞与中国医学早期现代化[D].复旦大学,

2008.

[27] 陶飞亚.传教士中医观的变迁[J].历史研究,2010(5):60—78.

[28] 李晓涛.来自异域的不同声音:早期在华传教士对中医之评介[J].南京中医药大学学报(社会科学版),2010(2):66—70.

[29] 胡成.何以心系中国:基督教医疗传教士与地方社会(1835—1911)[J].近代史研究,2010(4):16—33.

[30] 冯秋季.近代豫北加拿大传教士借医传教与妇幼卫生观念变革研究[J].河南大学学报(社会科学版),2010(1):105—110.

[31] 李传斌.医学传教士与近代中国西医翻译名词的确定和统一[J].中国文化研究,2005(4):50—56.

[32] 何小莲.晚清新教"医学传教"的空间透析[J].中国历史地理论丛,2003(2):96—104.

[33] 王显超,牟英俊.传教士与中国近代医学及医学教育的发展[J].四川职业技术学院学报,2009(2):123—126.

[34] 刘远明.从博医会到中华医学会:西医社团本土化探微[J].中国科技史杂志,2013(3):360—371.

[35] 邱玏.中医古籍英译历史的初步研究[D].中国中医科学院中国医史文献研究所,2011.

[36] 高晞.德贞传:一个英国传教士与晚清医学近代化[M].上海:复旦大学出版社,2009:1.

[37] 曹增友.传教士与中国科学[M].北京:宗教文化出版社,1999:367.

[38] 韩琦.中国科学技术的西传及其影响(1582—1793)[M].石家庄:河北人民出版社,1999:92.

[39] 王吉民,傅维康.中国医学外文著述书目(1656—1962)[M].上海中医学院医史博物馆,1963:8.

[40]（英）伟烈亚力著,赵康英译. 基督教新教传教士在华名录[M]. 天津:天津人民出版社,2013:7.

[41] 陶飞亚. 传教士中医观的变迁[J]. 历史研究,2010(5):60—78.

[42] 韩琦. 中国科学技术的西传及其影响（1582—1793）[M]. 石家庄:河北人民出版社,1999:104.

[43] 李经纬. 中外医学交流史[M]. 长沙:湖南教育出版社,1998:312.

[44] 马伯英. 中国医学文化史[M]. 上海:上海人民出版社,2010:651.

[45] 李育民. 近代湖南与近代中国（第1辑）[M]. 长沙:湖南师范大学出版社,2006:341.

[46] 陶飞亚. 传教士中医观的变迁[J]. 历史研究,2010(5):60—78.

[47] 李育民. 近代湖南与近代中国（第1辑）[M]. 长沙:湖南师范大学出版社,2006:341.

[48] 陶飞亚. 传教士中医观的变迁[J]. 历史研究,2010(5):60—78.

[49]（美）胡美著,杜丽红译. 道一风同:一位美国医生在华30年[M]. 北京:中华书局,2011:60.

[50]（美）胡美著,杜丽红译. 道一风同:一位美国医生在华30年[M]. 北京:中华书局,2011:109.

[51] 陶飞亚. 传教士中医观的变迁[J]. 历史研究,2010(5):60—78.

[52] 陶飞亚. 传教士中医观的变迁[J]. 历史研究,2010(5):60—78.

[53] 陶飞亚. 传教士中医观的变迁[J]. 历史研究,2010(5):60—78.

[54] 李育民. 近代湖南与近代中国（第1辑）[M]. 长沙:湖南

师范大学出版社，2006:340.

［55］王吉民，伍连德．中国医史［M］．上海:上海辞书出版社，2009:643—644.

［56］王吉民，伍连德．中国医史［M］．上海:上海辞书出版社，2009:643—644.

［57］陶飞亚．传教士中医观的变迁［J］．历史研究，2010(5):60—78.

［58］（美）丁韪良著，沈弘等译．花甲记忆———一位美国传教士眼中的晚清帝国［M］．桂林:广西师范大学出版社，2004:217.

［59］（美）丁韪良著，沈弘等译．花甲记忆———一位美国传教士眼中的晚清帝国［M］．桂林:广西师范大学出版社，2004:217.

［60］（美）丁韪良著，沈弘等译．花甲记忆———一位美国传教士眼中的晚清帝国［M］．桂林:广西师范大学出版社，2004:217.

［61］（美）丁韪良著，沈弘等译．花甲记忆———一位美国传教士眼中的晚清帝国［M］．桂林:广西师范大学出版社，2004:217.

［62］陶飞亚．传教士中医观的变迁［J］．历史研究，2010(5):60—78.

［63］陶飞亚．传教士中医观的变迁［J］．历史研究，2010(5):60—78.

［64］陶飞亚．传教士中医观的变迁［J］．历史研究，2010(5):60—78.

［65］韩清波．传教医生雒魏林在华活动研究［M］．浙江大学人文学院，2008:6.

［66］韩清波．传教医生雒魏林在华活动研究［M］．浙江大学人文学院，2008:6.

［67］韩清波．传教医生雒魏林在华活动研究［M］．浙江大学人文学院，2008:6.

［68］韩清波．传教医生雒魏林在华活动研究［M］．浙江大学人文学院，2008:6.

［69］韩清波．传教医生雒魏林在华活动研究［M］．浙江大学人文学院，2008：6．

［70］韩清波．传教医生雒魏林在华活动研究［M］．浙江大学人文学院，2008：6．

［71］李育民．近代湖南与近代中国（第1辑）［M］．长沙：湖南师范大学出版社，2006：340．

［72］王吉民，傅维康．中国医学外文著述书目（1656—1962）［M］．上海中医学院医史博物馆，1963：8．

［73］李经纬．中外医学交流史［M］．长沙：湖南教育出版社，1998：314．

［74］马伯英．中国医学文化史［M］．上海：上海人民出版社，2010：659．

［75］马伯英．中国医学文化史［M］．上海：上海人民出版社，2010：659．

［76］马伯英．中国医学文化史［M］．上海：上海人民出版社，2010：660．

［77］马堪温．针灸西传史略（1949年以前）［J］．中华医史杂志，1983，13（2）：93．

［78］王吉民，傅维康．中国医学外文著述书目（1656—1962）［M］．上海中医学院医史博物馆，1963：8．

［79］马伯英．中国医学文化史［M］．上海：上海人民出版社，2010：651．

［80］李育民．近代湖南与近代中国（第1辑）［M］．长沙：湖南师范大学出版社，2006：339．

［81］李经纬．中外医学交流史［M］．长沙：湖南教育出版社，1999：318．

［82］王吉民．英译《本草纲目》考［J］．中华医学杂志，1935，21（10）：1167—1170．

［83］王吉民．本草纲目译本考证［J］．中华医学杂志，1942

（11）：378—385.

［84］闵文.《救荒本草》在国外［J］.大自然，1984（2）：40.

［85］李育民.近代湖南与近代中国（第1辑）［M］.长沙：湖南师范大学出版社，2006：338.

［86］陶飞亚.传教士中医观的变迁［J］.历史研究，2010（5）：60—78.

［87］伊博恩，毛礼敦.《救荒本草》英译本前言［J］.世界科学译刊，1979（7）：41—43.

［88］虎门镇人民政府编.王吉民中华医史研究［M］.广州：广东人民出版社，2011：724.

［89］陶飞亚.传教士中医观的变迁［J］.历史研究，2010（5）：60—78.

［90］闵文.《救荒本草》在国外［J］.大自然，1984（2）：40.

［91］马伯英.中国医学文化史［M］.上海：上海人民出版社，2010：653.

［92］许美德，潘乃容.东西方文化交流与高等教育［M］.南京：南京师范大学出版社，2003：218.

［93］许美德，潘乃容.东西方文化交流与高等教育［M］.南京：南京师范大学出版社，2003：218.

［94］王吉民，傅维康.中国医学外文著述书目（1656—1962）［M］.上海中医学院医史博物馆，1963：8.

［95］虎门镇人民政府编.王吉民中华医史研究［M］.广州：广东人民出版社，2011：1.

［96］王绍祥.西方汉学界的"公敌"——英国汉学家翟理斯研究（1845—1935）［D］.福州：福建师范大学，2004：221.

［97］马伯英.中国医学文化史［M］.上海：上海人民出版社，2010：653.

［98］高晞.德贞：东西方医学文化的交流使者［J］.自然辩证法通讯，2011（4）：101—110.

［99］王吉民. 西译中医典籍考［J］. 中华医学杂志,1928,14（12）:44.

［100］高晞. 德贞:东西方医学文化的交流使者［J］. 自然辩证法通讯,2011（4）:101—110.

［101］马伯英. 中国医学文化史［M］. 上海:上海人民出版社,2010:666.

［102］王吉民,傅维康. 中国医学外文著述书目（1656—1962）［M］. 上海中医学院医史博物馆,1963:8.

［103］马伯英. 中国医学文化史［M］. 上海:上海人民出版社,2010:666.

［104］王吉民,傅维康. 中国医学外文著述书目（1656—1962）［M］. 上海中医学院医史博物馆,1963:8.

［105］陶飞亚. 传教士中医观的变迁［J］. 历史研究,2010（5）:60—78.

［106］陶飞亚. 传教士中医观的变迁［J］. 历史研究,2010（5）:60—78.

［107］陶飞亚. 传教士中医观的变迁［J］. 历史研究,2010（5）:60—78.

［108］连曦. 传教士的皈依:在华美国新教差会中的自由主义（1907—1932）［M］. 宾夕法尼亚:宾夕法尼亚州大学出版社,1997.

［109］柯文. 20 世纪晚期中医之间的知识交流［J］. 陶飞亚译. 文史哲,1998（4）:21.

［110］潘吉星. 关于李时珍《本草纲目》外文译本的几个问题［J］. 中医杂志,1980（3）:62—66.

［111］胡美著,杜丽红译. 道一风同———一位美国医生在华 30 年［M］. 中华书局,2011:10.

［112］史如松. 十九世纪西方医学在华传播的缩影［J］. 中国科学史杂志,2010（3）:33—345.

［113］卫三畏.中国总论［M］.上海:上海古籍出版社,2005:425.

［114］马伯英.中国医学文化史［M］.上海:上海人民出版社,2010:655.

［115］马伯英.中国医学文化史［M］.上海:上海人民出版社,2010:663.

［116］王毅.皇家亚洲文会北中国支会研究［M］.上海:上海书店出版社,2005:11.

［117］俞强.近代沪港双城记［M］.宗教文化出版社,2010:9.

［118］谢天振.翻译研究新视野［M］.青岛:青岛出版社,2003:24—25.

［119］曾尔奇.东学西渐与翻译活动的转向［J］.山东文学(下半月),2009(2):104—105.

［120］曹增友.传教士与中国科学［M］.北京:宗教文化出版社,1999:11.

［121］陶飞亚.传教士中医观的变迁［J］.历史研究,2010(5):60—78.

［122］(美)丁韪良著,沈弘等译.花甲记忆——一位美国传教士眼中的晚清帝国［M］.桂林:广西师范大学出版社,2004:217.

［123］马伯英.中国医学文化史［M］.上海:上海人民出版社,2010:661.

［124］马伯英.中国医学文化史［M］.上海:上海人民出版社,2010:661.

［125］(美)丁韪良著,沈弘等译.花甲记忆——一位美国传教士眼中的晚清帝国［M］.桂林:广西师范大学出版社,2004:217.

［126］陶飞亚.传教士中医观的变迁［J］.历史研究,2010(5):60—78.

［127］陶飞亚.传教士中医观的变迁［J］.历史研究,2010(5):60—78.

[128] 马伯英.中外医学的跨文化传通[J].科学,2012.11,64(6):32—34.

[129] 李照国.从西方第一次针灸热看语言和翻译问题对中医西传的影响[J].中西医结合学报,2004(1):78—80.

[130] 王吉民.西译中医典籍考[J].中华医学杂志,1928,14(2):44.

[131] 季羡林.东学西渐丛书[M].石家庄:河北人民出版社,1999:1.

[132] 柯文.20世纪晚期中医之间的知识交流[J].陶飞亚译.文史哲,1998(4):21.

[133] 马伯英.中国医学文化史[M].上海:上海人民出版社,2010:746.

[134] 胡美著,杜丽红译.道一风同———一位美国医生在华30年[M].中华书局,2011:10.

[135] 杜克礼撰,游丽清译.评保罗·高汉著《基督教的传教及其对中国二十世纪初叶的影响》[J].宗教研究,1986(5):2.

[136] 李时岳.李提摩太[M].北京:中华书局出版社,1964:3.

[137] 顾长声.传教士与近代中国[M].上海:上海人民出版社,1981:1.

[138] 周振鹤.基督教传教士传记丛书[M].桂林:广西师范大学出版社,2004:1.

[139] 高黎平.传教士翻译与晚清文化社会现代性[D].上海外国语大学,2011:1.

[140] 朱薇,李敏杰.意识形态与晚清传教士的译介策略[J].五邑大学学报(社会科学版),2013.2,15(1):90—92.

[141] 季羡林.东学西渐丛书(总序)[M].石家庄:河北人民出版社,1999:3.

[142] 曹增友.传教士与中国科学[M].北京:宗教文化出版

社,1999:1.

　　[143] 顾长声.传教士与近代中西文化交流:兼评《剑桥中国晚清史》关于基督教在华活动的论述[J].历史研究,1989(3):56—68.

　　[144] 王吉民.西译中医典籍考[J].中华医学杂志,1948,40(2):145.

致　谢

　　第一次接触来华传教士这个群体是在苏州大学攻读研究生期间,当时选修了一门课程"晚清英语教学史",其中涉及一些来华传教士的内容,引起了研究兴趣并一直持续到今天。传教士问题一直以来是一个敏感的话题,自顾长声著《传教士与近代中国》以来,国内相关研究才开始陆续出现并呈现出百家争鸣的态势。人们逐渐认识到,仅仅用"文化侵略"来概括来华传教士的全部活动是片面的,历史资料表明部分传教士在沟通东西方文化方面发挥了桥梁作用,特别是在近代中国医学的对外传播活动中,他们扮演了重要角色,对东学西渐产生了或积极或消极的影响,对当代中国医学的对外传播具有一定的启示作用。对传教士开展的这些活动进行客观的描述有利于正确评价传教士在中国近代社会发展过程中发挥的作用,有利于国内有关西方传教士问题的深入研究,这构成了本研究的初衷。

　　本书是基于我的博士论文修改而成的,从选题到最后书稿成型,离不开众多专家和亲人的无私帮助和支持。特别要感谢我的导师田思胜教授,在博士生学习和论文撰写期间他给予我悉心指导和无私帮助。他不仅耐心细致地为我讲解中医经典著作,引领我这个门外汉走入传统中医文化的殿堂,更以他在学术上的远见卓识指导我确立了"近代传教士中医译介活动"的论文选题。在论文框架结构、思路方法、资料查找以及修改完善过程中,田思胜教授都倾注了大量心血,给予我热诚而又专业的帮助,并时时鞭策鼓励,让我时时自省勤勉。田思胜教授深厚渊博的中医学素养以及他严谨认真的治学态度、宽厚平易的待人之道都使我受益终生。

　　我还要感谢山东中医药大学文献研究所的多位专家和老师给予我的细致、耐心的指导和帮助，在论文选题和撰写期间他们提出了许多宝贵建议和意见，他们为人师表、博学善思，成为我治学与教学的榜样。同样要感谢我所就职的外国语学院的各位领导和同事们，正是由于他们的理解、支持和帮助，我才能充满自信地完成博士生的学习和论文的撰写工作，集体给予我的温暖和关爱将成为我继续前行的动力。

　　我更要感谢我的父母和家人在我求学期间给予我极大的支持、理解和帮助，他们承担了大量家庭事务，并在论文撰写、打印、装订等方面主动提供援助，他们一直默默无闻地做我坚强的后盾，鼓励我勇敢追求自己的梦想，无论面对多少困难都能做最好的自己！

　　最后，谨向被本书作者引用过文献资料的国内外专家学者致以诚挚的谢意！